肿瘤微创的康复治疗

主　　编：刘鲁明　　复旦大学附属肿瘤医院

　　　　　陈　颢　　复旦大学附属肿瘤医院

副 主 编：郑清兴　　江阴市中医肿瘤医院

　　　　　丁小波　　江阴市中医肿瘤医院

编　　委：黄启婷　　江阴市中医肿瘤医院

　　　　　缪佳明　　江阴市中医肿瘤医院

　　　　　宋利斌　　复旦大学附属肿瘤医院

　　　　　田　玮　　复旦大学附属肿瘤医院

　　　　　吴　琳　　江阴市中医肿瘤医院

　　　　　张秀梅　　复旦大学附属肿瘤医院

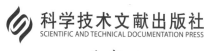

科学技术文献出版社

SCIENTIFIC AND TECHNICAL DOCUMENTATION PRESS

·北京·

图书在版编目（CIP）数据

肿瘤微创的康复治疗 / 刘鲁明，陈颢主编. —北京：科学技术文献出版社，2019.5

ISBN 978-7-5189-4776-8

Ⅰ. ①肿…　Ⅱ. ①刘…　②陈…　Ⅲ. ①肿瘤—显微外科手术—康复医学　Ⅳ. ① R730.9

中国版本图书馆 CIP 数据核字（2018）第 198654 号

肿瘤微创的康复治疗

策划编辑: 薛士滨　责任编辑: 张　蓉　孙秀明　责任校对: 文　浩　责任出版: 张志平

出　版　者	科学技术文献出版社	
地　　　址	北京市复兴路15号　　邮编　100038	
编　务　部	(010) 58882938，58882087（传真）	
发　行　部	(010) 58882868，58882870（传真）	
邮　购　部	(010) 58882873	
官 方 网 址	www.stdp.com.cn	
发　行　者	科学技术文献出版社发行　　全国各地新华书店经销	
印　刷　者	北京时尚印佳彩色印刷有限公司	
版　　　次	2019 年 5 月第 1 版　　2019 年 5 月第 1 次印刷	
开　　　本	710×1000　　1/16	
字　　　数	130千	
印　　　张	11	
书　　　号	ISBN 978-7-5189-4776-8	
定　　　价	36.80元	

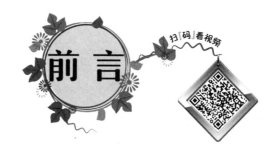

扫『码』看视频

前 言

癌症康复的战略准备

肿瘤微创治疗重在消除和缩小肿瘤病灶，是肿瘤局部治疗的一种新模式。其创伤小，并发症少，定位精确，治疗安全。对于不适应手术、放疗的患者，或手术后复发、残留，或放、化疗复发，或不敏感的实体肿瘤患者均适应，尤其对不能或不愿手术而又不适合放疗的老年肿瘤患者，更能发挥其治疗优势，临床应用日益广泛。

然而，如何使接受肿瘤微创治疗的患者尽快地了解该技术，并在治疗后尽快恢复和重建，使他们在生活、精神和社会活动上的能力得到尽可能地恢复，已经成为医师和患者共同面对的重要临床课题。

本书聚焦于肿瘤微创治疗的一些基本知识及术后的短期康复方法，希冀患者及其家属能在治疗开始了解一些治疗过程，并在度过初期的创伤后，进入真正的康复。因为了解和掌握康复学，综合协调地应用各种措施，恢复和发展病、伤残者的身体、心理、社会、职业、娱乐、教育和周围环境相适应方面的能力，才是康复的真谛所在。

康复学是指综合协调地应用各种措施，最大限度地恢复病、伤、残者的身体、心理、社会、职业、娱乐、教育与周围环境相适应方面的潜能。康复是指综合地、协调地应用医学、教育、社会、职业的各种方法，使病、伤、残者（包括先天性残）已经丧失的功能尽快地、尽最大可能地恢复和重建，使他们在体格、精神、社会和经济上的能力得到最大恢复，使其重新走向生活、工作、社会。康复不仅针对疾病，而且着眼于整个人，从生理、心理，社会及经济能力进行全面康复。

癌症的康复是一个长期过程，需要正确认识癌症的发生与治疗，癌症患者、家属及医务工作者均要做好正确的准备和计划。因此，微创康复要点我们引用已经出版的《肿瘤病人怎么吃怎么养》一书中五大核心措施，希冀大家能够一步一步获得肿瘤康复的实战经验，消除恐惧。

医生和患者均需掌握的肿瘤康复五大核心措施简述如下：

1. 不急不躁，制订五年"作战"计划

对待癌症这样的顽固慢性病，患者需要平和的心态，医生也应努力为患者制定全程治疗方案（暂且定为"5 年治疗方案"），并将治疗的可能过程告诉患者，使其获得最大自信心。战胜病魔需要的是时间、智慧及信念，需要的是各方的通力合作，就如同行军打仗一般。著名的中医学家徐大椿就提出过"用药如用兵"的说法，他认为治疗疾病的每一步，都应根据当时的情况制定不同的作战方针，因人、因地、因时制宜。

2. 树立正确的治疗态度，懂得分辨真假

很多人一旦患上癌症，患者和家属就自然而然地将所有的事情都拱手交给了医生，把医生当作"神仙"。对自己的病情、以往的治疗过程、检查结果都不太了解，认为这些都只是医生们的事，只需告诉他怎样服药，怎样治疗，生命还剩多久即可，这样是难以与医生进行深入交流的。其实不然，患者应在治疗过程中，始终保持主导地位，选择并引导医生为自己看病。这有可能就是历来所谓"求医"的真谛。初诊的患者可以选择时间相对宽裕的就医方式，有充

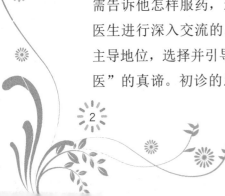

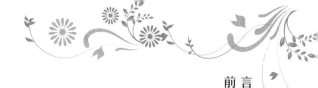

分的时间认识了解自身疾病，并与医生共讨最佳和最适合自己的治疗途径。癌症这样一种慢性病，需要的是时间，需要的是医患之间的相互磨合与摸索，需要的是患者的毅力与忍耐，当然还需要必要的经济支持。

3. 了解真实病情，切莫错失治疗良机

在我国由于传统观念的影响，家属出于善意常会要求院方一同瞒住患者病情的真相，将生癌说成没生，将恶性说成良性，将晚期说成早期，这样也许的确是让患者得到了暂时的心理安慰或平衡。且不说隐瞒剥夺了患者的知情权，就于治病而言也是弊病甚多。在门诊时，经常会看到一些家属先进诊疗室向医生提出对患者隐瞒病情的要求，出于尊重与理解，医生一般都会答应。待诊治结束后，家属又先将患者支开，再告诉医生患者真正的病情，拿出事先藏好的真实检查报告，甚至还有记录着以往诊治经过的真实病历。这样的就诊过程，不仅扰乱了医生的正确判断，还使患者对自己的病情掉以轻心，治疗的依从性降低。另外，我们在临床工作中还发现，其实有些患者得不到家属及医护人员的真实交流，会误以为自己的病情比实际的重，反而加重了其思想负担，甚至还可能对治疗产生消极或叛逆心理而错失治疗良机，让人扼腕。所以，在就医之前，家属不仅应该向患者告知真实病情，还要做好患者的思想工作，详细解释。这样，医生也能和患者更好地交谈，以便更好地帮助其解决困难与痛苦。

4. 耐心对待治疗过程中的不良反应

在癌症的治疗中，经常会出现一些不良反应，其中的任何一种反应都会让患者及其家属痛苦不堪，丧失继续治疗下去的信心。另外，由于放、化疗大规模消灭肿瘤细胞的同时也会对正常机体细胞造成危害，损伤正气，影响生活质量。

中医药对肿瘤微创治疗的不良影响及毒副作用具有一定的优势

及独特的疗效。如结合化疗造成的肝功能损害，可以健脾化湿、疏肝和胃、调理气机，佐以解毒法治之，调理脾胃宜药取"轻灵性平味淡"，避免温燥壅补；对化疗造成的骨髓抑制可以补气血、益脾肾，佐以活血化瘀治之等，均可收到较理想的疗效。其他，如癌痛、顽固性呃逆、呕吐、纳呆等，在辨病辨证结合的情况下，除了运用中草药，还可以通过针灸、火罐、敷贴等中医物理疗法达到一定的治疗效果，帮助患者缓解肿瘤痛苦。

5. 恰当的自我康复治疗

（1）合理饮食与保健治疗

饮食调理对营养支持、功能恢复和体质增强有重要意义，所谓"得谷者昌，失谷者亡"。

要学会科学地"吃"并不容易。饮食不节，饥饱失调足以伤人，一方面，"谷不入半日则气衰，一日则气少矣"；而另一方面"饮食自倍，肠胃乃伤"。癌症患者出现饮食偏食，不注意多样化。中医学认为，酸、苦、甘、辛、咸五味可以养人，但偏嗜也可伤人。通俗地讲"杂吃"比"挑剔地吃"好得多。所谓"忌口"问题，经常受到患者和家属的重视。由于中医有"膏粱之变，足生大丁"之说，故有些资料强调忌口。对此不宜神秘，许多问题缺乏研究。癌症患者应适当注意多食清淡易消化之品，少食过油腻肥厚烹炸之物食，要根据自身的具体情况灵活对待，以不偏嗜为要，过分强调忌口，亦不利于营养支持。

（2）保持适度起居和锻炼

癌症患者康复中应注意"起居有常，不妄作劳"。要慎起居，适气候，避邪气。一要注意"动静"结合，"劳逸适度"。动要多样，包括体育锻炼、气功、太极拳、舞蹈等，静要"调神"。既要注意过劳则气耗，又要警惕过逸则气壅。二要注意循序渐进，不宜操之过急，要注意欲速则不达。三要注意持之以恒，特别值得一提的是，

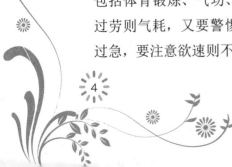

当身体出现某些不适或病情有反复迹象时，应及时就诊，不能盲目锻炼。四要注意与情志调整相结合，把"练身"和"练心"有机地结合起来。

（3）坚持药物调理

癌症康复治疗中症状的康复，包括肿瘤治疗中难以避免地对身体某些损伤的恢复，还要注意依赖药物调理。要让患者明白，癌症是一种慢性病，需要长期治疗（5年以上治疗），预防复发和转移。加上放化疗的不良影响及毒副作用，长期的药物调理必不可少。

许多癌症患者多在治疗1年半后会出现厌治现象，这是患者及其家属和医生都应该注意的问题，应提前做好思想准备。

（4）科学进"补"药

癌症患者康复治疗中，常常涉及"补"的问题。这一方面是因为不少患者确实不同程度地存在着"虚"；另一方面，不少补药有免疫调节作用，通过扶正可以抑癌，因此，食补法的运用比较广泛。

癌症患者需要注意的是不能滥补。有些患者，一进入秋冬季节，就要求医生为其进补，甚至自己"偷偷"地补，最后反而加重了病情。这就违反了中医理论中"虚则补之"的原则，补的邪气留恋体内不出。另外，还应注意"药补不如食补，食补不如神补"的观点。

在癌症治疗与康复中，科学、正确地使用补药以增强患者的体质，顺利克服癌症，是医患双方都应注意的问题。

中医学是古代自然科学、哲学、社会学、心理学、数学、物理学、生物学、化学等学科应用于人类疾病防治的综合学，在解决我国人民的生老病死问题中做出了巨大贡献。20世纪以来，中医学与现代医学结合已经获得了新时代特征。然而，不管怎么变，肿瘤疗效标准要求不变。患者舒适度永远是第一位（包括心理舒适度），肿瘤大小变化则是第二位并应强调稳定，最终活得长是硬道理。

目前，科学工作者已经注意到，不良生活方式（包括饮食和起居等）、不良情绪、不佳身体状态和不良遗传与癌症发生有着密切关系。如果医生帮助癌症患者在诊治时做出正确、有益的决定，与家人、医生一起，共同制订长期的、相应的计划，重新培养卫生健康的生活方式和习惯，克服不良情绪，保持最佳身体状态，战胜癌症的恐惧，从而顺利康复。

刘鲁明

于上海

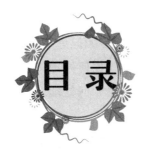

目 录

🌼 **Part 1　什么是微创治疗** 1

1. 肿瘤微创治疗的概念 2

2. 肿瘤微创治疗的优势 2

3. 肿瘤的射频消融治疗 2

4. 肿瘤血管介入治疗（简称血管介入）..................... 3

5. 放射性粒子植入治疗 3

6. 肿瘤的高强度超声聚焦刀（海扶刀）..................... 4

7. 肿瘤的高频热疗 4

8. 胆管内支架置入术 5

9. 经皮穿刺肝胆管内外引流术 6

10. 热灌注疗法 7

🌼 **Prat 2　肿瘤消融治疗的康复要点** 8

1. 肿瘤消融治疗适应证有哪些 9

2. 肿瘤消融治疗前做哪些检查 9

3. 肝癌射频消融的适应证和禁忌证 9

4. 肝癌射频消融后康复注意事项 10

5. 肺癌射频消融的适应证和禁忌证 11

6. 肺癌射频消融治疗前有哪些准备 11

7. 肺癌射频消融术后并发症如何处理 11

8. 射频消融术出院后患者康复注意事项...................12

9. 肿瘤射频消融后肝破裂如何处理.....................13

10. 肿瘤射频消融后气胸如何处理.....................13

11. 肿瘤射频消融后肝损如何处理.....................13

Prat 3　肿瘤血管介入治疗康复要点.....................**15**

1. 血管介入治疗的适应证和禁忌证...................16

2. 肿瘤血管介入治疗的常用药物注意事项.........16

3. 肿瘤血管介入治疗有哪些优点.....................18

4. 什么是动脉栓塞治疗.....................18

5. 血管介入治疗过程中存在哪些风险.........18

6. 血管介入治疗后如何康复.....................19

**Part 4　肿瘤的高强度超声聚焦刀（海扶刀）
治疗康复要点**.....................**21**

1. 常见肿瘤的海扶刀治疗适应证...................22

2. 哪些肿瘤患者不适合海扶刀治疗...............22

3. 海扶刀治疗后肿瘤体积会立即缩小、消失吗........22

4. 海扶刀可以重复做吗.....................23

5. 海扶刀治疗前为什么要做肠道准备.........23

6. 海扶刀治疗后并发症的康复.................23

7. 海扶刀治疗前后的皮肤保护...............24

8. 哪些原发性肝癌患者适合做海扶刀.........24

9. 哪些肝癌患者不适合做海扶刀...............25

10. 原发性肝癌海扶刀治疗区疼痛如何处理.........25

11. 海扶刀治疗转移性肝癌有哪些优势.........25

12. 哪些肝转移癌患者适合、不适合做海扶刀...........26

13. 海扶刀治疗胰腺癌的优点 26

14. 胰腺癌海扶刀的适应证、禁忌证有哪些 . . . 27

15. 为什么海扶刀能够有效减轻胰腺癌患者疼痛 27

16. 胰腺癌海扶刀治疗前有哪些准备 28

17. 胰腺癌海扶刀治疗后为什么要禁食 28

18. 胰腺癌患者海扶刀治疗后有哪些注意事项 28

Part 5 放射性粒子植入术治疗的康复要点 **29**

1. 放射性粒子植入术治疗肿瘤需要哪些条件 30

2. 放射性粒子植入术适应证 30

3. 放射性粒子植入术有哪些优点 30

4. 放射性粒子植入术前做哪些检查 31

5. 肺放射性粒子植入术后并发症如何处理 31

6. 放射性粒子植入术后如何预防辐射 32

7. 患者排出粒子后如何处理 32

8. 放射性粒子植入术后应观察什么 32

9. 放射性粒子植入术出院后应注意什么 32

10. 放射性粒子植入术后如何观察伤口 33

11. 放射性粒子植入术后需要检测哪些指标 33

Part 6 肿瘤高频热疗的康复要点 **34**

1. 高频热疗的适应证有哪些 35

2. 高频热疗的禁忌证有哪些 35

3. 高频热疗前注意事项 36

4. 高频热疗治疗期间注意事项 36

5. 高频热疗治疗后注意事项 37

6. 高频热疗并发症预防及处理 37

7. 高频热疗后康复指导 38

Part 7　胆管内支架置入术康复要点 **39**

1. 胆管内支架置入术的适应证 40
2. 胆管内支架置入术的禁忌证 41
3. 胆管内支架置入术前注意事项 41
4. 胆管内支架置入术中患者配合注意事项 41
5. 胆管内支架置入术后注意事项 41
6. 胆管内支架置入术并发症预防及处理 42
7. 胆管内支架置入术后康复指导 42

Part 8　经皮穿刺胆管引流术治疗康复要点 **44**

1. 胆管内支架置入术适应证和禁忌证 45
2. 胆管内支架置入术治疗前注意事项 45
3. 胆管内支架置入术中患者配合事项 46
4. 胆管内支架置入术后注意事项 46
5. 胆管内支架置入术并发症及处理 46
6. 胆管内支架置入术后康复指导 48

Part 9　热灌注疗法的治疗康复要点 **49**

1. 热灌注疗法的治疗适应证 50
2. 热灌注疗法的禁忌证 50
3. 热灌注疗法的治疗前注意事项 50
4. 热灌注疗法的治疗中注意事项 51
5. 热灌注疗法的治疗后注意事项 51
6. 热灌注疗法的治疗并发症及处理 51

7. 热灌注疗法的治疗后康复指导 52

🌸 **Part 10 肿瘤微创治疗后的精神保健** **53**

1. 什么是精神保健 54

2. 怎样做到精神保健 55

3. 精神保健有哪几种方法 55

🌸 **Part 11 肿瘤微创患者中医四季养生** **61**

1. 阴阳五行与四季概述 62

2. 四季养生：顺应四时 64

3. 春夏养阳，秋冬养阴 84

4. 治未病 84

🌸 **Part 12 肿瘤微创康复的适度运动** **85**

1. 适度运动的益处 86

2. 适度运动的精髓 86

3. 传统养生的适度运动 87

4. 什么时间适宜做运动 90

5. 怎样运动才算适量 91

6. 做运动有何禁忌 92

7. 剧烈运动后有何禁忌 93

🌸 **Part 13 中医通经络与肿瘤微创康复** **95**

1. 通经络有什么作用 96

2. 十二经及任督二脉的循行主治和保养方法 96

Part 14　肿瘤微创患者科学饮食 107

1. 癌症患者饮食原则要遵守 108
2. 癌症患者有必要忌口吗 108
3. 癌症患者饮食有要求，合理、均衡是关键 110
4. 胃癌、肺癌、肾癌、食管癌患者的饮食 111
5. 癌症患者食谱有讲究，配制得当很重要 111
6. 粮食类防癌抗癌食物 112
7. 蔬菜类防癌抗癌食物 115
8. 黑色防癌抗癌食物 122
9. 坚果类防癌抗癌食物 123
10. 水果类抗癌食物 125

Part 15　肿瘤微创康复中药治疗，标本兼治显奇效 127

1. 中药治疗的用药原则及注意事项 128
2. 中药的煎煮方法 129
3. 常见肿瘤并发症的中医治疗 129

Part 16　教你一些防癌小知识 139

1. 中国肿瘤流行现状如何 140
2. 如何预防癌症发生 140
3. 怎样做到健康饮食 140
4. 平常如何适当运动 142
5. 防癌一定要远离烟酒，预防肥胖 142
6. 如何定期体检，早期发现肿瘤 143

7. 肿瘤指标升高就是癌症了吗 144

Part 17　肿瘤微创患者关键时候要懂得自救方法 145

1. 癌症疼痛的自救方法 146

2. 出血的自救方法 146

3. 发热的自救方法 147

4. 紫癜或皮下出血的自救方法 148

5. 腹水的自救方法 148

6. 呃逆的自救方法 148

7. 腹胀的自救方法 150

8. 咳嗽的自救方法 150

Part 18　肿瘤微创患者护理常识 152

1. 全麻下肝脏肿瘤消融术的护理 153

2. 肝脏肿瘤行动脉灌注栓塞的护理 155

3. 胰腺癌行高强度聚焦超声治疗的护理 158

4. 健康教育 159

Part 1

什么是微创治疗

1. 肿瘤微创治疗的概念

　　肿瘤微创治疗是肿瘤治疗的新模式，即是一种人性化、理性化、个体化的治疗模式，是集先进的医学影像学技术，以及药物、生物和基因等高新技术为一体的现代肿瘤治疗方法。肿瘤微创治疗的基本操作程序：在计算机断层扫描（CT）、B超、数字减影血管造影（DSA）或内镜等影像设备引导下，用穿刺针对肿瘤进行穿刺或腔镜下导视，然后采用放射、物理或化学方法，直接治疗实体肿瘤或切除肿瘤。其特点是不开刀、创伤小、并发症少、定位精确及治疗安全。肿瘤微创治疗的适应证有：不适合手术、放疗和化疗的患者，或手术后复发、残留的患者，或放、化疗复发，或不敏感的实体肿瘤患者，尤其对不能或不愿手术而又不能接受放疗或化疗的老年肿瘤患者，更能发挥其治疗优势，另外，还包括各种能在腔镜下完成手术的肿瘤患者。

2. 肿瘤微创治疗的优势

　　（1）创伤小，只需在体表开很小的切口或不需切口，恢复快。

　　（2）局部疗效确切。

　　（3）定位精确，选择性好，能够最大限度地保护患者正常组织器官功能。

　　（4）是对传统恶性肿瘤治疗的有效补充。对一些早期肿瘤可起到根治性作用，晚期肿瘤可以达到减小肿瘤、延长生存期、提高生存质量等姑息性作用。

3. 肿瘤的射频消融治疗

　　射频消融术是指利用物理疗法，将肿瘤组织加热至杀灭癌细胞的温度，从而达到治疗恶性肿瘤的目的。

射频消融的基本原理是因为肿瘤细胞对热的耐受能力比正常细胞差，射频发射器产生的高频射频波通过插入肿瘤组织中的电极发出射频电流，再经辅助电极形成回路，通过周围组织中的分子摩擦和离子逸散而产热，局部温度可达 90～100℃而导致肿瘤组织发生凝固性坏死。

射频消融的目的是杀死预计范围内的所有恶性肿瘤细胞，同时尽可能减少对周围正常组织的损伤。

4. 肿瘤血管介入治疗（简称血管介入）

介入治疗是介于外科、内科治疗之间的新兴治疗方法，包括血管内介入和非血管介入治疗。简单地讲，介入治疗就是在不开刀暴露病灶的情况下，在血管、皮肤上做直径几毫米的微小通道，或经人体原有的管道在影像设备的引导下，对病灶局部进行治疗且创伤最小的治疗方法。

血管内介入治疗是指使用 1～2mm 粗的穿刺针，通过穿刺人体表浅动静脉进入人体血管系统，医生凭借已掌握的血管解剖知识在血管造影机的引导下将导管送到病灶所在的位置，再通过导管注入造影剂显示肿瘤病灶血管情况，再在血管内对肿瘤病灶进行治疗，包括动脉栓塞术、血管成形术等。

5. 放射性粒子植入治疗

粒子植入术全称为"放射性粒子植入治疗技术"，是一种将放射性的粒子植入肿瘤内部，让其持续释放出射线以摧毁肿瘤的治疗手段。

放射性粒子治疗肿瘤所需条件：

（1）三维治疗计划系统与质量验证系统；

（2）放射性粒子；

（3）粒子治疗的相关辅助设备，如粒子植入引导系统、粒子装载系统、消毒设备、粒子植入针和一些固定架。

6.肿瘤的高强度超声聚焦刀（海扶刀）

超声消融术（海扶刀）又称为"高强度超声聚焦刀"，是"高强度聚焦超声肿瘤治疗系统"的译称，英文缩写为"HIFU"，是指通过超声聚焦的方式，实现消融治疗的方法，是一种不需要切开皮肤，也不需要穿刺就可以杀灭体内肿瘤的无创技术。

作用原理：将低能量超声波聚焦到体内肿瘤部位，在"聚焦区"聚集到足够的强度，形成 65～100℃ 的瞬间高温，同时发挥超声波的固有特性——空化效应、高频振动的机械效应等，导致组织凝固性坏死，破坏治疗区组织。坏死组织可逐渐被吸收或变成瘢痕。

7.肿瘤的高频热疗

高频热疗是应用频率为 13.56MHz 的高频振荡电磁场作用于人体深部肿瘤，产生内热及高频电磁场效应，使肿瘤内部温度达到 42℃左右，利用肿瘤细胞耐热性差的特点来杀伤癌细胞，同时增强血液循环，改善局部代谢，降低肌肉及结缔组织张力，松解组织粘连，解除痉挛，加强白细胞吞噬作用，调节免疫功能，从而有效地解决癌痛问题。高频热疗是肿瘤治疗的新武器，其适应证广、无痛苦，被认为是"医疗春天到来的标志""绿色治疗"。

作用原理：主要包括组织热效应及组织非热效应。

（1）热效应

1）组织中电解质离子和带电荷的胶体颗粒在电场作用下，随着正负极性变化发生高速移动，形成传导电流，高速移动的带电粒子相互碰撞摩擦引起电能耗损转化为热能，这种方式称为欧姆耗损产热。

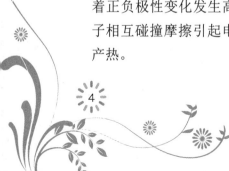

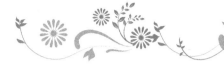

2）组织中的电介质成分（如极性的水分子和蛋白质等）在高频电场作用下产生"高速旋转"，形成位移电流，电介质微粒之间相互摩擦产生的耗损为介质耗损，这种耗损可以转变成热为介质耗损产热。

3）热效应通过促进机体的新陈代谢、血液循环、细胞代谢及提高相应细胞器的功能等方面而发挥作用。

（2）非热效应

应用小剂量的电磁作用于人体时，虽然组织内没有明显的热产生或者热值低于可察觉的阈值，机体内没有离子高速移动和极性分子高速旋转等效应，没有明显的生物学效应和治疗作用，但当组织物理、化学特性和生物活性的变化作用于人体的高频点频率时，热外效应越明显，这种现象称为非热效应。

非热效应有以下作用：

1）降低神经的兴奋性，起到镇痛作用；

2）增强网状内皮细胞系统的功能，消除炎症组织的酸中毒，肿瘤炎症组织中钙离子增多，钾离子减少，渗出减少；

3）促进纤维素渗出增多，加速结缔组织生长，因此可在炎症和创伤早期促进消肿、止痛，在后期则可加速正常组织生长修复。

8. 胆管内支架置入术

胆管内支架置入术的作用原理可归结为解除肿瘤压迫所引起的胆汁排泄异常和位置异常对人体造成的损伤。目前使用的支架可分为塑料支架和金属支架两种，其各有优缺点，需要根据患者的具体情况权衡选择。其中塑料支架通常能提供足够的引流，解除梗阻性黄疸，但通常在3个月左右会由于细菌定植导致支架梗阻，需要频繁更换，且更换相对较易。自膨式金属支架（SEMS）较塑料支架内径大，平均能保持通畅超过9个月，但更换、取出较为困难。另外，由于SEMS的展开系统直径相对较小，经皮经肝穿刺途径造成的创伤更小，经内镜途径更容易通过壶腹，减少括约肌切开的需要，总体上比采用塑料支架造成更小的创伤，更有利于患者恢复，降低并发症发病概率。SEMS还可分为薄膜覆盖式（CSEMS）和无薄膜覆盖式（UCSEMES），前者能有效预防组织内向性生长造成的支架梗阻，而后者较前者固定较好不易发生移位。

9.经皮穿刺肝胆管内外引流术

经皮穿刺肝胆管引流术（PTCD）是通过穿刺针、引流导管等器材，在医学影像设备引导下，经皮经肝胆管穿刺，并置管引流，有效地治疗因胆道系统阻塞引起胆汁阻塞、继发性感染等一系列并发症，从而恢复肝胆功能，达到治疗肿瘤目的，可分为内引流、外引流及内外引流术。胆管外引流术包括胆囊穿刺引流术和肝内胆管外引流术，前者主要适用急性化脓性胆囊炎及因肝内胆管扩张不严重而施行经皮胆管穿刺不成功的病例，后者的适应证主要为重度梗阻性黄疸和胆道感染症。内引流术主要适用于不能行根治手术的恶性阻塞性黄疸、外科性内引流术、经皮肝外引流术或内外引流术治疗后症状和体征已有明显好转的病例；内外引流术则是介于外引流术和内引流术之间的一种术式，主要用于在施行外引流术时导丝及导管可通过梗阻部位但尚不宜或不能马上实施完全性内引流术的病例，通常外引流通道为关闭状态，留作冲洗和后续治疗用。

由于PTCD具有创伤小、疗效好的优点，现广泛应用于治疗恶性肿瘤引起的阻塞性黄疸，其中经皮肝胆管内外引流术除具备胆管外引流术的减黄疸功效外，更具符合胆汁自然生理通道的优势，在临床备受青睐。

作用原理：经皮穿刺肝胆管内外引流术可将导管留置于梗阻远端的胆管内或进入十二指肠，使部分胆汁引流出体外，部分胆汁则沿导管侧孔流入梗阻下方的胆管或十二指肠，行胆管内和胆管外胆汁引流，从而缓解梗阻，消退黄疸，改善肝功能和全身状况，延长

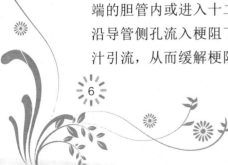

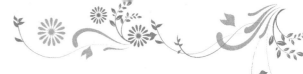

患者生存期和提高生活质量。

10. 热灌注疗法

腹、盆腔内游离癌细胞和残余微小癌灶易种植在腹膜等组织上，是引起腹腔、盆腔内恶性肿瘤术后局部复发或转移的主要因素之一。热灌注疗法作为一种化疗和热疗相结合治疗肿瘤的手段，能够有效消除游离癌细胞和残余微小癌灶，降低腹腔、盆腔肿瘤术后种植转移，提高患者生存率。

作用原理：热灌注疗法是指通过向体腔内灌注加温后的化疗药物，利用温热方法与化疗药物相结合，除去体腔内游离的癌细胞和杀死残留癌细胞的方法。其原理主要是结合体腔内热疗与体腔内灌注化疗药物，发挥协同的抗肿瘤效应，一方面温热效应可诱导肿瘤细胞膜超微结构发生改变，提高细胞膜对化疗药物的运转与摄取能力，破坏肿瘤细胞的代谢过程，从而提高化疗药物的细胞毒作用。另一方面体腔内灌注还有助于机械性地将脱落于腔内游离的癌细胞冲洗掉，减少癌细胞种植转移的机会。还有利用恶性肿瘤细胞对热耐受性差，从而杀灭肿瘤细胞。

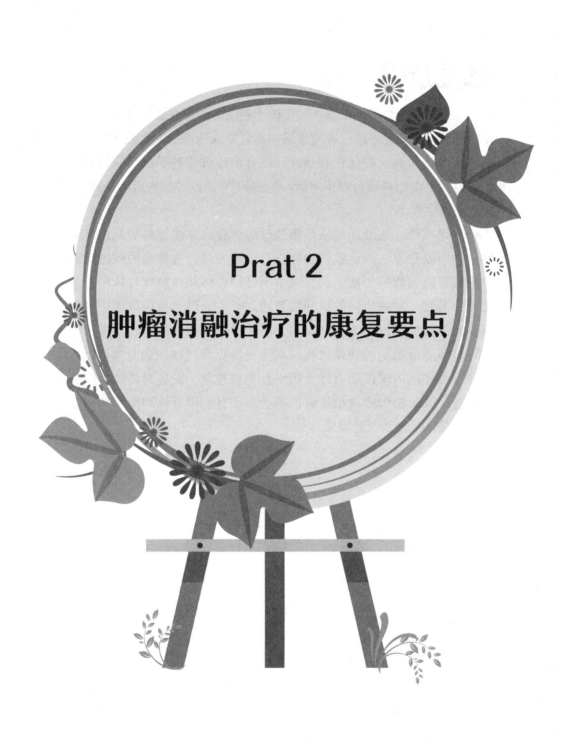

Prat 2
肿瘤消融治疗的康复要点

1. 肿瘤消融治疗适应证有哪些

肿瘤消融技术首先应用于肝癌的临床治疗，并取得了满意的效果，目前射频消融技术已相当成熟，适应证也逐步扩大。

（1）呼吸系统：气管支气管内肿瘤，肺内良、恶性肿瘤。

（2）消化系统：肝脏良、恶性肿瘤。

（3）泌尿系统：前列腺肿瘤、肾脏肿瘤、肾上腺肿瘤。

（4）骨骼系统：原发或转移的骨肿瘤。

（5）神经系统：脊髓膜瘤、神经纤维瘤。

（6）肌肉系统：肌纤维瘤、横纹肌肉瘤。

（7）生殖系统：会阴部肿瘤、宫颈癌、卵巢癌。

（8）其他：皮肤肿瘤、乳腺瘤实体瘤。

2. 肿瘤消融治疗前做哪些检查

肿瘤消融治疗前需要患者完善相关检查，以便对患者身体状况及肿瘤情况进行评估，包括：①血、尿、粪便常规检查；②凝血五项；③肝、肾功能及血清酶学检查；④肿瘤标志物检查；⑤糖尿病患者监测血糖；⑥60岁以上患者应查心电图和X线胸片检查；⑦各种影像学检查，如CT、磁共振等。

3. 肝癌射频消融的适应证和禁忌证

肝癌射频消融术是一种较新的微创技术，是借助超声或CT等影像技术，将电极针插入瘤体，电极发出的射频被转化为热能，使肿瘤凝固坏死的微创治疗技术。

适应证包括：①手术难度大，但能在B超或CT引导下行体外穿刺者；②不能手术切除的小肝癌，如肝癌病灶不超过3个、年龄太大、全身情况差、肝硬化等不能耐受手术者；③不愿手术的肝癌患者。

对于单发病灶且直径小于 5 厘米的肿瘤，治疗效果与手术切除相仿，可以达到根治的标准；④手术切除后复发性肝癌更能显示出射频可以反复治疗的优越性；⑤条件适合的转移性肝癌；⑥手术无法切除的大肝癌，行姑息性治疗；⑦无门静脉癌栓；⑧肝功能 Child A 级或 B 级。

禁忌证包括：①总胆红素大于 100μmol/L，严重肝肾功能不全；②凝血功能明显障碍；③合并门静脉癌栓或合并大量腹水、腹腔感染；④有心脏起搏器。

4. 肝癌射频消融后康复注意事项

首先要做好心理疏导，家属需帮助医生进行患者的思想工作，告知术后可能会出现右上腹不适、发热等症状，患者及家属不必紧张，多数为治疗反应，一般 1 周后消失，症状严重时可请医生对症处理。

术后并发症的预防和处理，主要包括：

（1）出血：术后患者需严格卧床休息 24 小时，加压包扎穿刺点 12 ~ 24 小时，严密观察敷料渗血情况及腹部体征，并监测生命体征。患者活动时应避免局部碰撞，观察牙龈出血及皮肤黏膜淤点、淤斑等出血征象，并监测凝血时间的变化。对于治疗有出血者，术中、术后可应用止血药物 3 ~ 7 天。

（2）肾功能损害：术后应密切观察患者意识、血压、脉搏、尿量、尿液颜色及性质，记录饮水量及小便量，患者应该多饮水，或者加大补液量，结合利尿，保证 24 小时尿量不少于 2000 毫升，促进坏死组织溶解吸收和分离排出。

（3）肠穿孔、胆漏：如消融术后出现腹痛、腹胀、腹部压痛、反跳痛、腹肌紧张等腹膜炎症状时，应高度警惕肠道损伤和胆汁漏等并发症的发生，及时给予对症治疗。

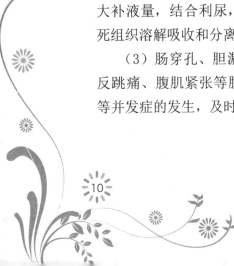

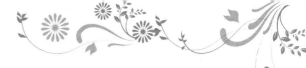

5.肺癌射频消融的适应证和禁忌证

适应证包括：①心肺功能等原因不能手术的原发性肺癌；②估计手术不能切除的原发性肺癌；③可以手术但是拒绝手术者；④转移性肺癌，且单侧肺内病灶＜5个；⑤化疗、放疗或其他治疗效果不明显者。

禁忌证包括：①患者严重心肺功能障碍；②肺部严重感染；③凝血功能明显障碍；④肺功能较差，不能平卧，或全身状况较差，难以承受治疗者；⑤肿瘤体积较大或弥漫性病变；⑥靠近肠管或胆囊、胆管、血管的病灶。

6.肺癌射频消融治疗前有哪些准备

（1）做好心理疏导，患者要了解该治疗原理、方法及成功病例，解除患者紧张恐惧心理，积极配合治疗。

（2）做好个人卫生，术前更换清洁病号服，取下活动义齿及首饰等个人物品。

（3）做好常规检查，如心电图、血尿粪常规、肝肾功能，凝血功能，CT或MR等影像检查等，以便术前评估。同时术前禁食禁水4小时，排空膀胱。

（4）在医生指导下掌握正确有效的呼吸运动和咳嗽排痰方法，从而尽量缩短手术时间，或服用可待因，减少咳嗽从而减少并发症的发生。

（5）建立好静脉通道，如留置针。

7.肺癌射频消融术后并发症如何处理

肺癌射频消融术后并发症主要包括：气胸、胸腔积液、发热、胸痛、咳嗽咯血、皮肤灼伤。

（1）气胸是最常见的并发症，患者半卧位休息，保持呼吸道通畅，同时给予吸氧，少量气胸时可不做特殊治疗，一般可自行吸收；大量气胸时，可行胸腔闭式引流术。

（2）胸腔积液的发生概率与位置有关，越靠近胸膜，则发生概率相对越高，对症处理一般均可吸收。

（3）发热也是较常见的并发症，与肿瘤坏死吸收有关，一般可出现 2～3 天，体温一般不超过 39℃，如果出现发热，首先鼓励患者多饮水或者采取物理降温的方式，常规使用抗生素，或体温超过 38.5℃时，予以药物退热。1 周左右患者体温可恢复正常。

（4）胸痛多发生在术后 2～4 小时，多数可以忍受，少数难以忍受的可在医生指导下使用镇痛药物。

（5）咳嗽咯血也是常见的并发症之一，与治疗过程中刺激支气管有关，患者需在医生指导下正确咳嗽，密切观察生命体征，保持呼吸道的通畅，一旦发生咯血，需立刻通知医务人员，观察和记录咯血的性状和量，及时遵医嘱服用止血药物，无须过分紧张。

（6）皮肤灼伤多是因为电极与皮肤接触不良引起，确保电极粘贴牢固可大大降低皮肤灼伤的发生概率，如果出现皮肤灼伤则需局部消毒，避免感染的发生。

8. 射频消融术出院后患者康复注意事项

（1）射频消融属于微创手术，大部分患者第二天可以下床自由活动，观察 3～5 天即可出院。

（2）出院后要高蛋白、高维生素、高糖、低脂肪的饮食，避免辛辣刺激的食物，切不可吃坚硬、过冷或过热的食物。

（3）同时需要严格禁烟、戒酒，遵照医嘱按时、按量口服药物。

（4）出院后出现异常情况及时就医，包括手术区疼痛加重，或者疼痛持续不缓解，大便颜色呈黑色，或出现大便带血，呕血，发热等。

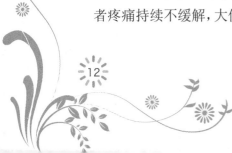

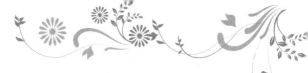

9. 肿瘤射频消融后肝破裂如何处理

（1）射频消融后出现肝破裂出血时，家属需协助医生安慰患者，消除其顾虑，必要时可使用镇静药物。

（2）患者必须严格按照医嘱卧床休息，密切观察患者的呼吸、心率、血压、体温，并做好记录，同时密切观察患者穿刺点是否有渗血，记录好患者 24 小时尿量，患者如有不适，立刻汇报医师，进行处理。

（3）遵照医嘱禁食、禁水，待医生开放饮食后才可进食，并且要按照先流质，再半流质，再普通饮食的顺序开放饮食。

（4）纱布少量渗血时应立刻局部压迫止血，应用止血药物；如发生急性大出血时，立刻告知主治医生，必要时可行急诊介入止血手术治疗。

10. 肿瘤射频消融后气胸如何处理

（1）气胸多发生在位于膈顶的肿瘤，术前充分的研究进针位置，进针通道及准确定位可减少反复穿刺，从而减少气胸的发生。

（2）气胸发生后需要密切观察患者的呼吸，血氧饱和度、注意呼吸快慢节奏、深浅的变化，检查穿刺部位皮下是否有捻发音。

（3）密切观察咳嗽、咳痰的情况及胸闷、气促、呼吸困难等表现。

（4）少量气胸时不必惊慌，只要卧床休息，吸氧，减少憋气，减少咳嗽，逐渐可自行吸收，大量气胸时需要行胸腔闭式引流。

11. 肿瘤射频消融后肝损如何处理

（1）患者要卧床休息，减少活动。

（2）注意观察巩膜是否发黄和小便颜色是否加深，小便量是否减少，是否有排尿困难等症状。每天观察有无腹胀，有无双下肢水肿，或水肿进行性加重。

（3）少量多餐饮食，以高热量、高维生素、易消化饮食为主。

（4）保持大便通畅，避免便秘，大便时不可用力过猛。注意观察大便颜色变化，出现大便颜色发黑，或者大便带血时及时就诊。

（5）若有其他不适及时告知医护人员进行处理。

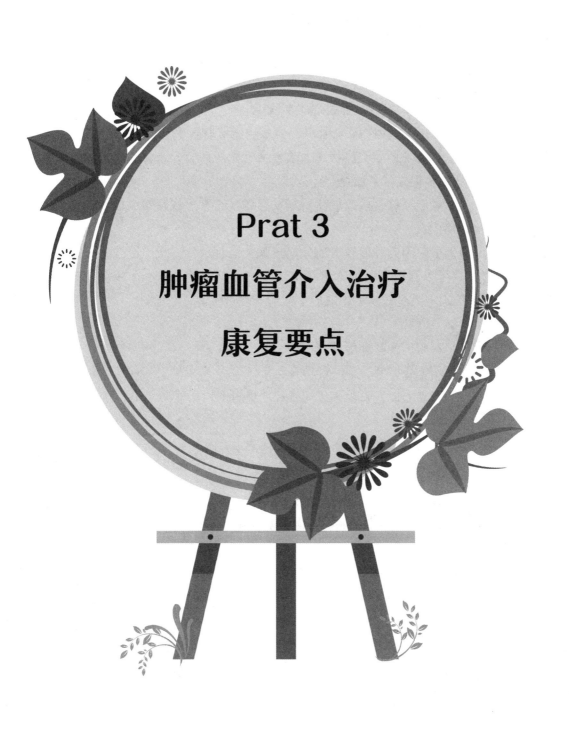

Prat 3

肿瘤血管介入治疗
康复要点

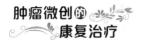

1. 血管介入治疗的适应证和禁忌证

（1）适应证

1）妇科恶性肿瘤，如外阴癌、子宫颈癌、子宫肉瘤、卵巢癌、恶性滋养细胞肿瘤及输卵管癌中、晚期。

2）老年患者因为心血管或其他疾病无法胜任手术切除。

3）缓解晚期癌的症状，为改善全身状况而行介入化疗，以延长患者生命和提高生活质量。

4）对于经过手术或放疗后复发患者，有利于残存瘤或盆腔转移病灶的消除。

5）术前因为肿瘤较大或分期较晚无法行放疗，或广泛性手术的患者，可以利用介入手术进行局部化疗，可使肿瘤缩小，减轻对脏器的压迫，为进一步手术或放疗创造条件。

（2）禁忌证

1）对比剂和麻醉药过敏。

2）严重心、肝、肺、肾功能异常。

3）严重心血管硬化或穿刺血管严重阻塞性病变。

4）高热患者。

5）严重出血倾向和凝血功能障碍患者。

6）严重贫血患者。

2. 肿瘤血管介入治疗的常用药物注意事项

肿瘤血管介入治疗常用药有血管造影剂、碘化油和化疗药物，常见的反应有以下方面：

（1）胃肠道反应：最常见的局部化疗后胃肠道反应，如恶心、呕吐、食欲缺乏、一般2～3天即可缓解，严重者可能持续1周，只要遵照医嘱给予止吐药物，呕吐时患者头偏向一侧，以免误吸引起窒息或呛咳，并注意呕吐物的性质、颜色、量，防止消化道出血。

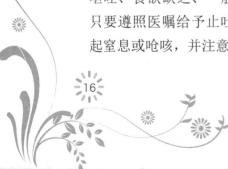

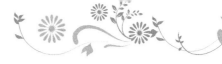

对于严重呕吐者，要加强止吐药物的使用，静脉补充营养。

（2）发热：主要是肿瘤组织坏死吸收引起的发热，常在术后2～3天消失，体温在 38～39℃。持续 3～4 天或一周后逐渐下降。患者多饮水，同时给予物理降温或吲哚美辛栓纳肛可以使体温恢复正常，要注意观察患者有无虚脱，必要时及时补充水分，电解质或使用抗生素预防感染发生。

（3）腹痛：绝大多数是由于靶器官肿瘤栓塞后造成组织缺血、水肿和坏死引起，极少部分是其他动脉的医源性误栓或栓塞剂逆流或顺流造成非靶器官的栓塞，最常见的是因为胆囊动脉或胃右动脉的栓塞导致胆囊炎，胆囊穿孔或应激性溃疡。一般术后 24 小时达到高峰，应该观察疼痛的部位、性质、程度，并注意与其他疼痛区分。对于疼痛明显者按照三阶梯止痛治疗。

（4）呃逆：由于化学药物刺激膈神经，或患者对疾病的过多担心，精神紧张、抑郁；术后患者饮食欠佳，胃肠功能紊乱；手术刺激膈神经或迷走神经。较轻者，多可以自行缓解，不予以处理。对于顽固性呃逆应认真寻找病因予以治疗。及时心理疏导，嘱患者连续吞服温开水。必要时予以针灸或药物治疗均可缓解。

（5）骨髓抑制：由于介入灌注化疗是局部用药，对骨髓造血系统的副作用明显小于静脉化疗，部分敏感患者化疗药物对于骨髓造血系统有抑制作用，其表现主要有白细胞、血小板减少。易出现感染、出血等症状。密切观察患者体温，血象，及时对症处理。

（6）肝肾功能下降：由于介入灌注化疗是局部用药，对肝肾功能的影响明显小于静脉化疗，术后只要予以保护肝肾功能治疗，及时水化治疗，鼓励患者多饮水，使尿液稀释，加速药物随尿液排出体外。密切观察患者大小便情况，皮肤巩膜颜色变化及腹围大小变化，患者要高蛋白易消化食物饮食，部分敏感患者出现肝肾功能损伤一般 2～3 周后恢复正常。

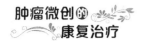

3.肿瘤血管介入治疗有哪些优点

肿瘤血管介入治疗优点主要有创伤小、简便、安全、有效、并发症少和明显缩短住院时间。

（1）不需要开刀暴露病灶，一般只需要几毫米的皮肤切口就可以完成治疗，皮肤损伤小，外表美观。

（2）大部分患者只需要穿刺点局部麻醉，从而降低了麻醉的风险。

（3）损伤小、恢复快主要指该治疗只针对肿瘤部位，非肿瘤部位很少有药物特别是化疗药物的作用，从而对正常器官影响小。

（4）效果满意，主要灌注的化疗药物在肿瘤部位的浓度相对静脉化疗高很多倍，对肿瘤杀伤力大。

（5）对于目前治疗难度大的恶性肿瘤，介入治疗能够尽量把药物局限在病变部位，减少对身体和其他器官的副作用，有部分肿瘤在介入治疗后相当于外科治疗。

4.什么是动脉栓塞治疗

经股动脉插管后，将栓塞剂通过导管注入靶器官肿瘤供血的动脉血管内，使其闭塞以达到治疗肿瘤的目的，称为动脉栓塞疗法。它常与化疗相结合，即将化疗药物与栓塞剂混合在一起，可起到化疗及栓塞双重作用，称为动脉栓塞化疗，适用于原发性或转移性肝癌、肝血管瘤、肾癌、盆腔肿瘤的治疗及肺癌、盆腔肿瘤大出血时栓塞可以达到止血效果等。

5.血管介入治疗过程中存在哪些风险

（1）穿刺部位出血、局部水肿：由于介入需要反复治疗，则反复插管，或拔管后穿刺点压迫不当、肝素用量大，或患者自身凝血机制障碍引起。注意事项：拔管后，对于凝血功能异常的患者，要

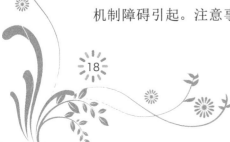

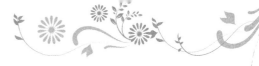

适当延长压迫时间或行加压包扎或使用压迫器。叮嘱患者用力咳嗽或排便时用力压迫穿刺点。术后注意对穿刺部位的观察，如有出血应该重新加压包扎。出现小血肿可压迫止血，再用沙袋压迫 6 小时，术侧肢体制动 24 小时。大血肿可以用无菌注射器抽吸，同时予以止血药物，24 小时后可行热敷，以促进吸收即可。

（2）尿潴留：由于患者术后股动脉加压包扎、沙袋压迫，且不习惯床上排尿引起。要给予患者耐心解释和指导，消除在床上排尿的紧张心理；用温水冲洗会阴部，同时让患者听到流水声或热敷患者小腹部、按摩膀胱，并适当加压。上述方法无效后予以无菌导尿术。

（3）上消化道出血：由于患者门静脉高压，肝功能差，凝血功能差及化疗药物损害胃黏膜或术后恶心、呕吐导致食管和胃黏膜撕裂出血。遵照医嘱予以禁食、卧床休息，行止血、扩容、降低门静脉压力等治疗；密切观察患者的生命体征及大便、呕吐物的颜色，性质及量。出血停止后予以高热能、高蛋白、多种维生素、低盐、低脂低温流质或低温半流质饮食，少食多餐。

（4）股动脉栓塞：是 TACE 术后最严重的并发症。术后每小时观察穿刺侧皮肤颜色、温度、感觉、足趾运动及足背动脉搏动情况，并与对侧相比，若发现患肢肢端苍白、小腿疼痛剧烈、皮温下降、感觉迟钝，则提示有股动脉栓塞的可能，可进一步做超声检查确诊，同时抬高患肢并予以热敷，予以解痉及扩张血管的药物，禁忌按摩，以防止栓子脱落，必要时行动脉切开取栓术。

6. 血管介入治疗后如何康复

（1）远期康复：出院后要按照医嘱定期复查或随访，定期检查血常规，肝肾功能，如有不适及时就诊。

（2）活动、休息和饮食：患者要保证每天充足的睡眠，做适当的运动，活动量以不引起心悸心慌为宜，以舒缓的有氧运动为主，如打太极拳，散步等，每次活动不要超过 30 分钟。饮食鼓励进食高热量、高蛋白、高纤维素、清淡、容易消化的食物，如鸡蛋、豆制品、鱼、肉、面条等。多吃新鲜蔬菜、水果、不吃或少吃烘、炸、煎、熏制食品，避免食用辛辣刺激，坚硬的食物。

（3）服药指导：出院后应该遵照医嘱、定量服用。用药期间如出现不良反应，应立即停止服药，与医生取得联系，不可擅自更换药物，避免病情加重。

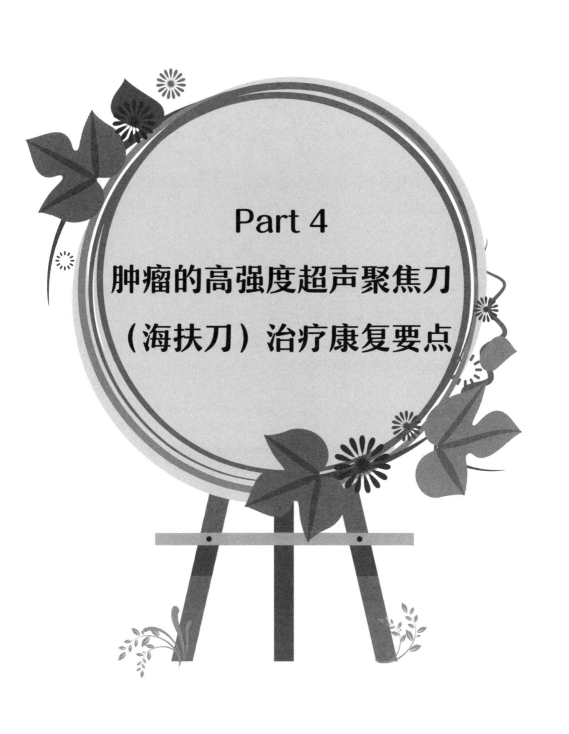

Part 4

肿瘤的高强度超声聚焦刀

（海扶刀）治疗康复要点

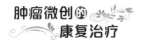
1. 常见肿瘤的海扶刀治疗适应证

（1）适用于治疗良、恶性实体肿瘤，如乳腺癌、骨肉瘤、软组织肉瘤、肝癌等；对恶性骨肿瘤、腹膜后肿瘤、肾癌、乳腺纤维腺瘤、子宫肌瘤、胰腺癌也有很好的治疗效果。

（2）放化疗及手术等手段不能治疗的患者；肿瘤手术后复发或中晚期癌症患者。

（3）年老体弱者，或有多种脏器并发症者，或手术风险很大，或有明显手术禁忌证者。

（4）不愿接受手术的患者。

2. 哪些肿瘤患者不适合海扶刀治疗

（1）弥漫性肝占位，大于 50% 者。

（2）严重的心肺肾功能异常，不能完成治疗的患者。

（3）终末期、放弃治疗要求者。

（4）不能配合治疗者。

（5）预计治疗通路的皮肤疼痛反应迟钝、丧失者。

3. 海扶刀治疗后肿瘤体积会立即缩小、消失吗

经过海扶刀治疗后，肿瘤一般不会立即缩小、消失，因为海扶刀治疗主要使肿瘤组织发生凝固性坏死，虽然其仍保留大体轮廓，但此时的肿瘤已经丧失了活性。一段时间后，坏死的肿瘤组织会被机体逐渐吸收，慢慢清除，有的甚至可以完全吸收，最终消失。其中，凝固性坏死区吸收的速度与肿瘤部位、个体差异相当密切，快的只需几个月就可吸收，而慢的甚至达到数年之久。

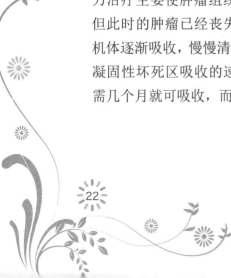

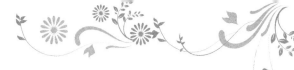

4. 海扶刀可以重复做吗

海扶刀的治疗遵循外科治疗原则，即主张一次性、超范围的治疗，从而达到根治肿瘤的目的，所以一般情况下，海扶刀治疗可一次性完成。但也存在特殊情况，如肿瘤体积过大，或患者不能长时间耐受，不能一次性完成治疗的，可以有计划地分阶段完成。此外，不同于放疗，海扶刀的优势可以在同一部位反复治疗，不受剂量的限制。

5. 海扶刀治疗前为什么要做肠道准备

海扶刀可用于治疗腹腔和盆腔的肿瘤，如肝肿瘤、胰腺肿瘤、腹膜后肿瘤、肾肿瘤、子宫肌瘤等，为了避免出现肠道损伤，如肠穿孔，我们需要在治疗前做好充分的肠道准备，从而保证治疗的安全性。

6. 海扶刀治疗后并发症的康复

（1）皮肤灼伤和红肿：因皮肤与水囊膜结合不紧密，二者之间存在空隙或空气存在，容易造成治疗部位过于表浅，加上治疗剂量过大，可能会引起皮肤灼伤、水疱等，所以治疗中除严密监测设备外，还应随时询问患者治疗区皮肤的感觉，若有明显灼热感可暂停治疗，检查患者皮肤有无潮红、水疱、烧灼等表现，以调整治疗功率或更换治疗层面。治疗中、后期出现皮肤红肿，应给予间歇性冰敷，以降低皮肤和皮下组织的温度，减轻组织水肿。

（2）腰部和腿部麻木、疼痛：腹部、盆腔肿瘤治疗中和治疗后局部热的传导可能刺激相邻的骶丛神经而引起相应症状。预防方法：治疗前熟悉肿瘤解剖位置，治疗时病灶勾画应准确，并避开肿瘤与相应周围神经组织，减少相应问题的发生。一般治疗后上述症状即可消失，如果症状持续较长时间，可给予局部理疗、针灸等处理。

（3）肛门坠胀感：治疗直肠周围肿瘤时因局部水肿而压迫直肠，

可能会出现便秘，应进行对症处理即可。

（4）神经损伤：治疗中可能对肿瘤周围神经造成一定的损伤，因此治疗期间应密切注意患者是否有特殊不适，如麻木、过电感、下肢异常抽动、肢体感觉异常等现象，如发现应立即报告医师进行鉴别；如考虑有神经损伤，应立即停止治疗，并进行对症处理。

（5）黄疸加重：部分肝脏、胰腺肿瘤治疗后由于局部水肿，可出现黄疸一过性加重，应注意观察病情，及时处理，如果术后较长时间没有缓解应注意考虑肿瘤组织瘢痕压迫胆管所致，及时向医师报告进行处理，必要时行经内镜逆行性胰胆管造影术（ERCP）进行胆管内支架治疗。

（6）器官破裂：由于部分肿瘤对器官形成穿透性破坏，治疗期间或术后因肿瘤坏死而导致脏器破裂或穿孔，应予以关注。

7. 海扶刀治疗前后的皮肤保护

（1）手术区皮肤的选择：表面干净无污渍，治疗区皮肤要完整无破损，皮肤有弹性。

（2）手术中观察：治疗间隙可将手伸入水囊下扪及治疗区皮肤，也可用小镜子放入水囊中治疗区下面，借助电筒光照射镜面，观察局部皮肤情况，如皮肤有灼伤、水疱、硬节或橘皮样改变，说明皮肤有损伤。

（3）治疗后及时冷敷：给予冰袋间歇性冷敷可降低皮肤及皮下组织的温度，同时减少炎性介质的释放，减轻组织水肿。因组织降温需要时间较长，若持续冰敷可能造成组织冻伤，故治疗区皮肤要间歇性冰袋冷敷。

8. 哪些原发性肝癌患者适合做海扶刀

（1）早期肝癌：对于早期肝癌，海扶刀可以对肿瘤灶进行超范

围的热消融，从而达到根治性治疗，相当于外科手术的根治性切除，治疗效果也比较理想，但是最好配合消融治疗，疗效更加确切。

（2）中晚期肝癌：对于部分单发或孤立的中期肝癌，无血管侵犯、无远处转移可进行超范围的海扶刀治疗，以期达到根治性治疗效果，对于病灶较大或者病变较多者，可以进行姑息性治疗，减少肿瘤负荷，延长患者生存时间，改善生活质量。

9. 哪些肝癌患者不适合做海扶刀

（1）肝功能严重失代偿期，已有恶病质、远处转移，合并其他严重疾病（严重心肺功能不全）及病灶局部有感染者。

（2）有比较严重的出血倾向的患者。

（3）肿瘤侵犯下腔静脉，超声通道上的下腔静脉内有癌栓。

（4）超声通道中的腹主动脉内存在钙化灶，并且通过调整治疗头的角度无法避开。

（5）治疗区的皮肤有破溃、感染等皮肤条件差的患者。

10. 原发性肝癌海扶刀治疗区疼痛如何处理

海扶刀治疗后大多数患者术区和治疗区都会有轻微的疼痛，一般都可以耐受，不需要特殊处理。如果患者疼痛不能耐受时应该立即停止治疗，可以遵医嘱应用镇静、镇痛药物。

11. 海扶刀治疗转移性肝癌有哪些优势

（1）对于孤立的、数目较少的病灶，海扶刀可以实现肿瘤超范围消融，达到外科根治切除的效果。海扶刀治疗具有无创、不出血、损伤小、术后恢复快、整体费用低等优点。

（2）海扶刀治疗不穿刺，不开刀，而且还避免了由于创伤引起肿瘤经血液播散的危险。

（3）对于数目较多、体积较大而不能完全消融的肿瘤病灶，海扶刀治疗可以进行部分肿瘤的消融，从而大大减轻肿瘤负荷，再配合其他治疗手段，能够延长患者生存期、改善症状。

12.哪些肝转移癌患者适合、不适合做海扶刀

适合海扶刀治疗包括：

（1）原发性肿瘤已经手术切除，出现肝脏孤立的转移灶，海扶刀可以对肿瘤病灶进行超范围的热消融。

（2）原发性肿瘤已经手术切除或已局部放疗灭活，发现肝脏及其他部位的转移，且转移灶为非弥漫性。

（3）原发性肿瘤发现时就已晚期，出现肝脏及其他部位的转移，肝脏病灶较大但孤立或病灶数＜3个。

（4）晚期肿瘤多发性肝转移患者。

不适合海扶刀治疗：患者一般情况较差，已有恶病质，远处转移，合并其他严重疾病（严重心肺功能不全）及病灶局部有感染者，估计生存期不超过3个月者。

13.海扶刀治疗胰腺癌的优点

（1）早期胰腺癌：海扶刀可以对病灶进行超范围的"热消融"，达到外科完整切除的效果，并且损伤小、恢复快，同时又避免了因手术引起肿瘤医源性播散的危险。

（2）目前对中、晚期胰腺癌缺乏有效的治疗手段，而胰腺肿瘤对温度比较敏感，海扶刀治疗能够有效地杀灭肿瘤组织，减轻肿瘤负荷。

（3）海扶刀能够有效地减轻患者腰背部疼痛，提高患者生存质量。

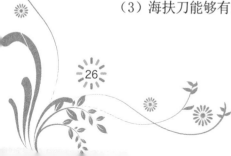

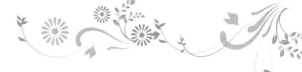

14.胰腺癌海扶刀的适应证、禁忌证有哪些

（1）适应证

1）不愿手术切除者。

2）手术不能切除者。

3）一般情况尚可，能够耐受治疗者。

4）海扶刀机载超声能清楚显示病灶者。

5）治疗超声能够安全到达肿瘤病灶者。

（2）禁忌证

1）行胆肠吻合内引流术者：上腹腔结构改变，超声对病灶显示不清楚。

2）胰腺手术后：手术野在海扶刀治疗的声通道上有金属异物或其他医用置入物，在治疗过程中会吸收能量，损伤周围脏器。

3）梗阻性黄疸患者：黄疸升高，总胆红素＞50mmol/L，不能海扶治疗，但是如在行胆道内支撑管引流或胆囊造口外引流的情况下，则可行海扶刀治疗。

4）影像学检查提示肠系膜上血管被肿瘤包裹、压迫或侵犯，伴肠系膜上静脉远端明显扩张者。

5）CT检查提示声通道上的大血管有钙化灶，海扶刀治疗过程中钙化灶吸收能量较多，有可能导致血管破裂出血。

15.为什么海扶刀能够有效减轻胰腺癌患者疼痛

肿瘤组织侵犯腹腔神经丛导致胰腺癌患者腰背部剧烈疼痛，而海扶刀可以较容易地破坏胰腺后方的腹腔神经丛分支，从而控制顽固性疼痛。临床研究表明，70%的患者经海扶刀治疗后，疼痛明显减轻，减少了镇痛药物用量，甚至可以不用镇痛药物。

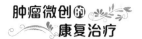

16. 胰腺癌海扶刀治疗前有哪些准备

（1）治疗前需要进行严格的肠道准备，包括：治疗前 3 天连续进食无渣、不产气、易消化饮食，同时口服肠道不易吸收的抗生素。

（2）治疗前 1 天晚上开始禁食、禁水。

（3）必要时静脉留置针。

（4）治疗前定位。

17. 胰腺癌海扶刀治疗后为什么要禁食

因为胰腺与胃肠道关系密切，在治疗中可能会损伤胃肠道黏膜，因此治疗后需要常规禁食，待胃肠道功能逐渐恢复，无腹痛症状，肛门开始排气、排便，大便隐血试验阴性时，从流食饮食开始，逐渐恢复到正常饮食。即使是治疗中造成胃肠道黏膜的轻微损伤也可自行恢复。

18. 胰腺癌患者海扶刀治疗后有哪些注意事项

（1）注意休息，避免剧烈活动。

（2）饮食宜清淡易消化，低脂肪饮食，少吃多餐，忌暴饮暴食、饮食过敏，蛋白质、糖也要适当控制。忌油腻食物及高动物脂肪食物，戒烟、酒，避免辛辣刺激性、霉变、油煎炒炸、烟熏、腌制食物，忌坚硬和黏滞不易消化食物。

（3）注意血糖的变化。

（4）如果出现黄疸加剧、腹胀、腹痛加剧、发热、黑便、黏膜出血等现象时应及时就医。

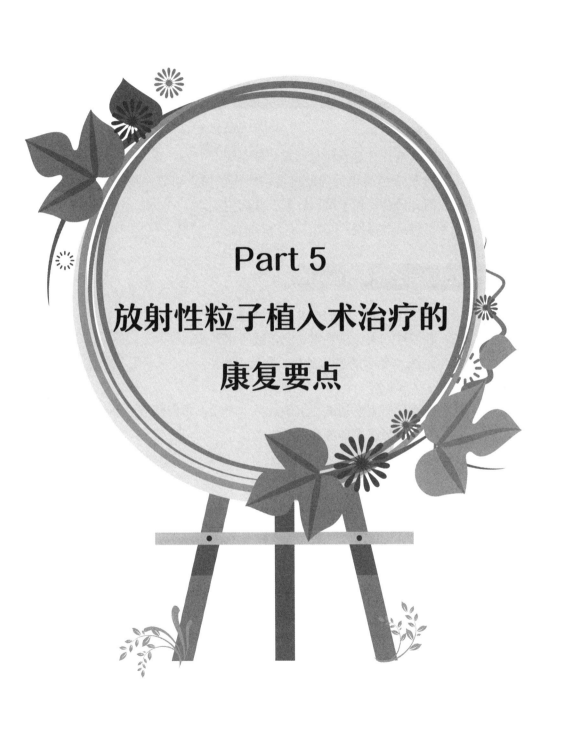

Part 5

放射性粒子植入术治疗的

康复要点

粒子植入全称为"放射性粒子植入治疗技术,是将放射原植入肿瘤内部,让其持续释放出射线以摧毁肿瘤的治疗手段。

1. 放射性粒子植入术治疗肿瘤需要哪些条件

(1)放射性粒子。

(2)三维治疗计划系统与质量验证系统。

(3)粒子治疗的相关辅助设备,如粒子植入引导系统、粒子装载设备、消毒设备、粒子植入针和一些固定架。

(4)影像引导系统:超声、CT 和 MRI。

2. 放射性粒子植入术适应证

(1)经病理诊断证实的恶性实体肿瘤。

(2)肿瘤浸润大难以手术切除,或手术残留。

(3)无法做手术的原发肿瘤,如巨块型肝癌、鼻咽癌等;或患者拒绝进行手术治疗。

(4)需要保留重要功能性组织或手术将累及重要脏器的肿瘤。

(5)外照射效果不佳或失败的患者。

(6)复发或转移癌。

3. 放射性粒子植入术有哪些优点

(1)靶器官定位准确,不出血或少出血,为最好的、准确的适形照射。

(2)可采用多种植入方式(B 超引导经皮穿刺、腔镜、手术中),满足不同患者的需求。

(3)保证肿瘤靶区得到高剂量治疗,局控率高。

(4)放射能量得到完全利用,正常组织损伤小,患者无痛苦。

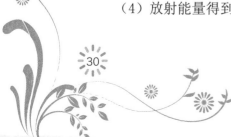

（5）周围正常组织得到保护，并发症少。

（6）操作简便，术后创伤小，恢复快。

（7）一次永久性植入，适形度高，避免重复照射的不准确性。

（8）局部剂量高，肿瘤杀伤效果好，提高肿瘤治愈率和降低复发率。

（9）持续低剂量照射利于正常组织的亚致死损伤修复，利于缺氧细胞的杀灭。

（10）缩短治疗时间及住院时间。

4. 放射性粒子植入术前做哪些检查

治疗前需患者完善相关检查，以便对患者身体状况及肿瘤情况进行评估，包括：①血、尿、粪便常规检查，凝血五项；②血生化及免疫学检查；③肿瘤标志物检查；④心电图和 X 线胸片检查；⑤各种影像学检查，如 CT、磁共振等；⑥条件允许可做好肿瘤病理检查。

5. 肺放射性粒子植入术后并发症如何处理

（1）发热：体温 ≥ 38℃嘱患者多饮水，患者一般能够耐受，必要时给予乙醇擦浴、物理降温；体温 ≥ 38.5℃时，可以予以物理降温。

（2）胸痛：一般能够耐受，必要时给予镇痛药物。

（3）粒子迁移或排出：若发现粒子排出应立即将其夹起，放在铅制罐内交由核医学人员处理。

（4）肺栓塞：肺栓塞是粒子植入最严重的并发症，若患者突然出现呼吸困难、口唇发绀、咳嗽、胸痛等不适时，立即告知医生，迅速进行抢救。

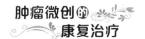

6.放射性粒子植入术后如何预防辐射

（1）医护人员与患者之间的防护：在粒子植入部位覆盖铅防护帘，为患者操作时动作要轻快，避免时间过长。

（2）患者之间的防护：接受粒子植入的患者尽量住单人病房或集中在同一病房管理，叮嘱患者不要随意进入其他病房。

（3）患者与家属之间的防护：避免与患者密切接触，最好保持1米的距离。儿童、孕妇不宜接触患者。

7.患者排出粒子后如何处理

粒子植入后应观察是否脱落，肺部植入的粒子可能会咳出、前列腺植入的粒子可从尿液排出。建议患者在植入粒子后的头几次排尿时，以容器接尿液，纱布滤过，脱出粒子应装入铅或铁皮容器内密闭，稍远离生活区域，并送回医院负责回收粒子的科室。

8.放射性粒子植入术后应观察什么

（1）前列腺粒子植入术：患者术后应平卧6小时，严密观察粒子植入部位皮肤颜色、温度等变化。若患者出现疼痛，应及时报告医生进行对症处理。术后24小时内注意观察有无血尿及尿频、尿急、尿痛等症状。术后协助医生观察排尿时有无粒子流出。

（2）胰腺癌粒子植入术：患者需观察有无胰漏、疼痛、出血、发热、肺栓塞的发生，如有发生，应及时进行对症处理。

（3）肺癌粒子植入术：患者需观察有无气胸、咳血痰、胸痛、发热、肺栓塞的发生，如有异常，应及时报告医生进行对症处理。

9.放射性粒子植入术出院后应注意什么

出院后患者需在医生指导下定期复查血常规、肝、肾功能，了

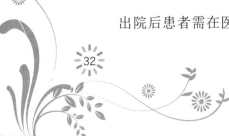

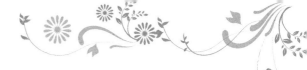

解治疗效果；家属需要做好自身防护；按时、按量服用药物；适当锻炼，增强机体抵抗力，避免过度劳累；保持良好的心理状态，养成良好的个人卫生习惯；如有不适及时就医。

10.放射性粒子植入术后如何观察伤口

定期检测体温，每日 4 次，早、中、晚餐后及睡觉前；每天观察伤口敷料，如出血较多，应及时更换。伤口疼痛明显时，可口服镇痛药。注意保护粒子植入部位的皮肤，给予皮肤保护剂外涂。

11.放射性粒子植入术后需要检测哪些指标

（1）血液检查：术后可能会出现白细胞减少及肝功能异常，定期复查血常规和肝、肾功能的变化。

（2）血液肿瘤标志物检查：血清癌胚抗原、CA19-9 等。

（3）影像学检查：B超、增强 CT、MRI。

Part 6
肿瘤高频热疗的康复要点

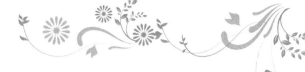

1. 高频热疗的适应证有哪些

（1）胸腔、腹腔、盆腔表浅或深部组织的亚急性、慢性炎症，胸水，腹水及顽固性疼痛等。

（2）外科良性前列腺增生、慢性前列腺炎、膀胱炎、痔、脓胸、急慢性乳腺炎、乳腺囊性增生、体表良性脂肪瘤、体表溃疡（单纯性非特异性）、慢性肩周炎、肋软骨炎、血肿、促进术后伤口愈合等。

（3）内科肺炎（单纯性、非特异性）、慢性支气管炎、支气管哮喘、静脉炎、血栓闭塞性脉管炎、慢性肠炎、胃十二指肠溃疡、肾炎、风湿性关节炎、类风湿性关节炎等。

（4）妇科盆腔炎、附件炎、外阴炎、阴道炎、宫颈炎、卵巢囊肿、痛经等。

（5）儿科肺炎，急、慢性肾小球肾炎，遗尿症等。

（6）肿瘤科适用于膀胱癌、前列腺癌、肺癌、肺转移癌、胃癌、食管癌、肝癌、肝转移癌、骨转移癌、卵巢癌、各类肉瘤、表浅基底细胞癌、锁骨上淋巴结转移癌、黑色素瘤、乳腺癌、胸腹腔积液及晚期癌的顽固性疼痛等。

2. 高频热疗的禁忌证有哪些

（1）在治疗范围内植有明显钢板、银支架等强磁性物质者禁用，不在治疗范围内的应慎用，但带吻合器者可以用。

（2）有严重心脏病患者及带心脏起搏器者。

（3）处于活动期的、结核性胸膜炎的结核病患者。

（4）男性患者做下腹部治疗时，需取下金属的节育环。在经期的女性患者禁做下腹部治疗。

（5）血小板降低、凝血功能低下，有出血倾向者。

（6）孕妇。

（7）颅内占位性病变（如脑瘤）者。

（8）白血病患者。

（9）眼球、睾丸等部位。

（10）体温超过38℃的患者。

（11）恶液质或语言表达不清的患者及脊椎骨转移的患者。

（12）急性炎症活动期、结合活动期患者。

3. 高频热疗前注意事项

（1）热疗一般不能单独作为一种根治措施，必须结合放射治疗和（或）化疗，从而进一步提高放射治疗和化疗的疗效。

（2）在治疗前需向患者交代注意事项，在治疗过程中患者可随时反映治疗时的信息，任何痛感、不舒适感或其他的感觉都必须直接反馈给治疗人员。

（3）肿瘤治疗时间一般为60分钟，因此治疗前应尽量少喝水，尽可能地排尽大小便，以免在治疗期间由于大小便而中断治疗。

（4）确认患者是否适合接受高频热疗治疗，掌握适应证和禁忌证，充分暴露治疗部位，去除体内外一切金属、体表的水，如皮带、手表、手机、项链、戒指，以免发生烫伤，穿纯棉衣服。

4. 高频热疗治疗期间注意事项

（1）对于心、肺功能差者，因可能出现心律失常，热疗过程中可适当提高心率观察的频度，由10分/次提高到5～7分/次。

（2）对于肺部肿瘤患者热疗过程中出现咳嗽、咳痰加重或咯血，需高度警惕病灶脱落物质排出，必要时停机，待患者咳嗽缓解后再继续治疗。

（3）肿瘤骨转移患者尽量减少体位的变换次数，且在变换体位（如上、下治疗床）过程中需严密观察，以防因体位变换不当致病理性

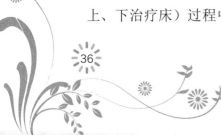

骨折。

（4）治疗时，人体会形成一个完整的磁场，体位的变化会导致磁场的变换从而影响产热效应，所以治疗时应尽量保持体位不变，以免影响治疗效果。

（5）治疗时，治疗部位有热感是正常的现象，以感觉舒服为佳，不能强忍热感，避免烫伤。

（6）治疗时出汗是正常现象，应及时擦干汗并更换被褥后继续治疗，避免烫伤。

（7）治疗过程中患者身体会带电，因此除了患者禁止触摸电极及仪器外，其他人也不可直接接触患者暴露皮肤，否则容易触电。

5.高频热疗治疗后注意事项

因热疗可能会导致患者大量出汗，因此，热疗后需要及时补充水分，以患者感觉舒适为宜。同时向患者交代：热疗后要喝温水，不能喝冷水，否则容易导致胃肠不适。热疗后3小时内不能洗浴，以防脱水。

6.高频热疗并发症预防及处理

（1）体温升高：热疗中或热疗后部分患者全身温度升高（≥38℃）、心率加快、出汗过多而虚脱的全身反应要立刻中止热疗，及时给予降温、心电监测、补充体液、电解质等处置。

（2）皮肤烫伤：热疗烫伤多数表现为皮肤急性的轻度烫伤，如红肿、水疱。个别患者会有Ⅰ°～Ⅱ°浅烫伤，患者不必惊慌，用烫伤膏外涂可愈合。

（3）皮下疼痛和硬结：皮下疼痛和硬结是由于皮下脂肪过热引起，发生率约10%，部分肥胖的人（皮下脂肪厚度＞1.5厘米），可能会出现皮下脂肪硬结。脂肪硬结严重者可用50%的硫酸镁溶液湿热敷，一般可以不做处理，1～2周后会自行消退，治疗前应向患者提前说明。

（4）晶体和睾丸损伤：治疗过程中避免直接照射人体眼球，否则可导致失明；对于颈部的治疗，头应偏向对侧，极板倾斜照射以防对面部的直接照射。高频热疗对人体睾丸的照射有杀精作用，所以避免照射睾丸部位

7.高频热疗后康复指导

（1）对于首次接受热疗的患者应对其接受能力进行宣教，使患者了解热疗的原理、过程、可能出现的并发症及预防措施，使患者消除顾虑，情绪稳定，积极配合治疗和护理。

（2）因热疗可能会导致患者大量出汗，因此，热疗后注意根据出汗量补充充足的水分，以患者感觉舒适为宜。热疗后要喝温水，不能喝冷水，否则容易导致胃肠不适。

（3）跟踪随访：热疗后24小时内跟踪是否有迟发性的烫伤和脂肪硬结。高频热疗一般4～5次为一个疗程，一般治疗两个疗程后应进行随访，以了解是否有疗效以及病情是否恶化，积极对症处理。

Part 7

胆管内支架置入术康复要点

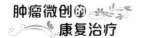

1. 胆管内支架置入术的适应证

（1）恶性肿瘤胆道梗阻的姑息治疗

1）胆管远端梗阻（如梗阻部位远离肝门超过2厘米）。通常由胰腺肿瘤、胆管癌、胰头恶性转移或淋巴结恶性转移肿大压迫引起的黄疸者。

2）未决定手术的恶性梗阻患者。

3）肝门部梗阻。通常由胆管癌、胆囊癌、肝细胞癌或淋巴结转移肿大压迫引起。

（2）恶性肿瘤胆道梗阻患者术前引流。对于一些局限性胰腺肿瘤患者，术前支架引流可为肿瘤辅助疗法争取时间，提高手术成功率，改善预后。

（3）胆管良性病变

1）良性胆管狭窄，其病因各异。例如，有慢性胰腺炎、术后胆管损伤、肝脏术后吻合狭窄及胆石症等。良性胆管狭窄又会引起慢性胆汁淤积、黄疸、复发性胆管炎及继发性胆管硬化。相较于手术治疗，胆管内支架置入术引起的并发症较少，患者死亡率更低，方法更简便，恢复快，对患者的身体情况要求更低，同时能有效降低再狭窄率。另外，若反复支架置入术无效，仍可采用手术治疗。

2）胆漏。常见于手术或特殊疾病患者。随着腹腔镜下胆囊切除术的广泛应用，其引起的胆漏也日益增多。经内镜置入支架的目的在于降低胆道系统和十二指肠之间的压力梯度，促进胆汁排入十二指肠从而促进胆漏的愈合。

（4）胆管结石：对于有胆结石难以取出的患者，塑料支架置入能在短期内有效引流，通常可以促进结石部分甚至完全溶解，方便后期的内镜取石。针对胆结石患者因结石较大合并胆管狭窄需采用胆管扩张术联合震波碎石治疗，治疗后狭窄症状无法彻底缓解或仍有胆石残留，此时可多置入塑料支架临时引流，稳定狭窄胆管。

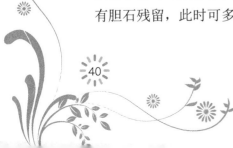

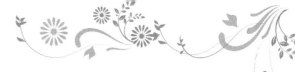

2. 胆管内支架置入术的禁忌证

（1）一般生命体征不稳定者。

（2）无法合作者。

（3）选择内镜途径，近期有非结石相关急性胰腺炎者。

（4）腔内生长型肿瘤合并出血者。

（5）凝血功能障碍者，肝肾功能严重异常者。

（6）近期有心肌梗死和心律失常者。

（7）对造影剂过敏者。

（8）有大量腹水者。

3. 胆管内支架置入术前注意事项

完善患者病史采集，了解患者的现病史、个人情况等。术前完成肝功能、血糖、血常规、凝血功能及心电图等检查。教会患者练习床上排便，进行呼吸训练，通知术前禁食。术前 1 天做好碘皮试，若有需要遵医嘱术前 10 ～ 30 分钟使用镇静剂和镇痛剂。术前肌肉注射解痉药物，减少肠蠕动，降低十二指肠张力。

4. 胆管内支架置入术中患者配合注意事项

行经内镜胆管内支架置入术时，指导患者术中配合医生张口呼吸，做呵气动作。

5. 胆管内支架置入术后注意事项

（1）术后予左侧卧位，减少胆汁外渗，要密切注意上腹部有无进行性增大的肿块及腹痛、肌紧张、反跳痛等体征。监测体温、水电解质，连续 3 天查血尿胆红素、肝功能，同时观察患者皮肤、巩膜黄疸消退情况，患者要观察自己大小便颜色的变化，皮肤瘙痒症状是否减轻。需至少卧床24小时，定期对患者的血压和脉搏进行监测，注意患者有无腹部进行性增大的包块和腹膜刺激征。

（2）对于放置外引流的患者要注意准确记录每日的引流量，观察引流液的颜色、性质及量，特别需要注意有无血性液体。定期换药和观察伤口，保证切口处的无菌。定期使用生理盐水配庆大霉素冲管。

（3）采用经皮经肝穿刺途径者，观察穿刺部位伤口愈合情况，若采用经内镜途径，还需检测淀粉酶变化。患者如果有右季肋区钝痛无法忍受，可考虑适当予以止痛药。

（4）术后鼓励患者适量进食、运动。

（5）口服促进胆汁排泄的药物，如熊去氧胆酸胶囊。

6.胆管内支架置入术并发症预防及处理

大约5%的患者术后可能出现早期并发症，这些并发症与支架的类型无明显关联。主要包括术后感染、出血、胰腺炎及胆漏等，极少数患者还可能出现胆管和十二指肠穿孔、早期支架移位及肾脏衰竭等；常见的远期并发症主要有支架移位、堵塞、胆囊炎等。

7.胆管内支架置入术后康复指导

（1）健康指导：①指导患者遵医嘱服药，对预防性使用抗生素不可擅自停药；止痛药应在疼痛出现时服用，切不可等待至疼痛加剧时才服用，且应告知患者止痛药物可能导致头晕、昏睡等副作用，其他药物也应定时定量服用。②告知患者若出现皮肤瘙痒、皮肤或巩膜黄染或用药有疑问时应及时复诊或联系医师。根据置入支架的材料不同，嘱咐患者3个月或半年返院复查三大常规、肝肾功能、平片或CT以检测支架功能是否正常。③叮嘱患者戒烟戒酒，饮食宜

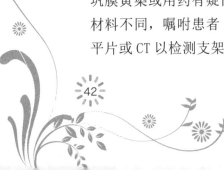

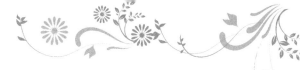
清淡，避免油腻食物，养成良好的饮食习惯，减少暴饮暴食。

（2）跟踪随访：①建立及保存好患者的电子档案，至少包括患者的基本信息、联系方式，诊断、治疗结果及出院情况；②建立分级随访制度，明确好各级医院随访的负责护士及监督护士，定期汇总；③针对患者的家庭条件、住址离医院的远近及随访时间等因素综合采用书面随访、电话随访甚至家访的形式并记录；④明确随访的内容，应包括患者的病情变化、恢复情况、服药情况，并协助医师对患者何时复诊、用药、生活习惯养成等进行指导。

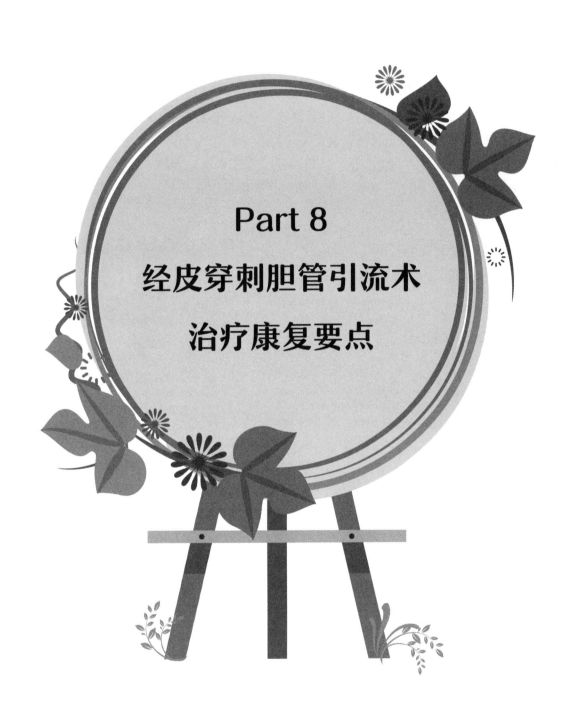

Part 8

经皮穿刺胆管引流术

治疗康复要点

1. 胆管内支架置入术适应证和禁忌证

（1）适应证

1）伴胆管扩张的梗阻性黄疸肿瘤患者为缓解黄疸而做胆道引流。

2）伴胆管扩张的胆道梗阻患者为控制胆道感染而做胆道引流，此类患者主要以感染为主，梗阻性黄疸可以不很严重。

3）治疗胆管疾病而建立通道者（如经皮胆管狭窄扩张术、经皮胆管取石术等）。

4）配合手术治疗做临时性引流者。

5）处理胆漏而做胆管引流者。

（2）禁忌证

1）相对禁忌证包括凝血功能异常、多发性肝囊肿、胆管高位梗阻致难以做有效引流及腹水的患者。腹水患者主要是因为大量腹水可使肝脏与腹壁分开，可造成穿刺困难、外引流时引流管容易脱落，以及腹水经穿刺点外渗等，此外还可增加腹水感染的机会。

2）绝对禁忌证包括不能纠正的凝血性系统疾病及包虫病患者、严重肝肾功能异常患者。

2. 胆管内支架置入术治疗前注意事项

（1）护理人员准备：护理人员应详细了解患者的整体情况，掌握治疗的经过和术后可能出现的问题，明确观察和护理的重点；协助医师正确判断病情变化，以便及时准确地把握患者手术时机。

（2）心理护理：由于患者多为肿瘤晚期，病情重，心理活动复杂，加上对治疗方法缺乏了解，容易产生焦虑、抑郁、悲观等情绪，护理人员应认真倾听患者的意见和要求，耐心解答患者提出的问题，态度要和蔼，使患者获得亲切感和安全感。同时协助医师介绍治疗方法的原理、操作过程及其注意事项，介绍医师的娴熟技能及成功案例，消除患者紧张、恐惧心理，使其积极乐观地配合治疗。家属应该积极配合医生进行心理疏导。

（3）术前指导：做好术前指导，指导患者掌握屏气法，并告知呼吸功能训练法。

（4）术前准备：完善相关检查，术前1天行碘过敏试验，术区备皮。术前禁食6小时，禁水2小时，建立静脉通道，预防性抗生素治疗，术前30分钟予以地西泮10毫克、阿托品0.5毫克肌肉注射。

3.胆管内支架置入术中患者配合事项

在医师穿刺过程中，患者要配合治疗做浅呼吸或屏气，避免咳嗽及深呼吸，以免误刺入胸膜腔或刺破肝脏引起气胸或肝内出血。

4.胆管内支架置入术后注意事项

术后要求患者绝对卧床休息24小时，禁食、禁饮8小时，严密监测患者生命体征及穿刺处敷料情况，并做好详细记录。同时注意观察黄疸消退情况：皮肤、黏膜黄染、瘙痒症状有无减轻，大小便颜色有无变化，及时复查血常规、肝肾功能。

5.胆管内支架置入术并发症及处理

（1）胆道感染：多见于PTCD时胆汁中的细菌经对比剂注入肝内、操作器械消毒不严或内外引流后肠内容物在腹压增加时逆行胆道致胆道感染。为此，操作人员如发现胆汁有感染，则注入对比剂前应尽量将感染的胆汁抽吸出来，注入对比剂量要适当，同时减少穿刺次数，术前、术后采用广谱抗菌药物，严密监测患者体温变化，观察有无感染发生，检查穿刺处有无红肿及脓性分泌物，及时换药每日冲管。

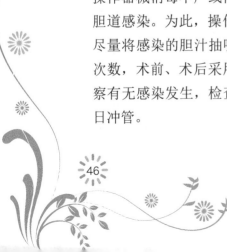

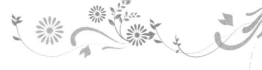
（2）气胸：多见于穿刺点或穿刺针过于偏头侧而使穿刺道经过胸腔所致，术前熟悉解剖部位和术中正确定位即可避免。注意观察患者呼吸频率及节律，注意有无胸闷、呼吸困难。若发生气胸，轻者可自行吸收，严重时需行胸腔穿刺治疗，护理人员需做好患者的解释、安慰工作，避免患者情绪激动。

（3）胆道出血：主要是指伤及较大的动脉或门静脉，可形成动脉瘤、动静脉瘘、动脉或门静脉胆管瘘等。多见于穿刺针粗、穿刺次数多、进入胆管部位接近肝门等。表现为引流管出血不止及 PTCD 术后消化道、腹腔内出血等。采用微创穿刺法，尽可能从周边穿入胆管，提高操作技术，可减少和避免此并发症。如有这些症状，可做经引流管胆管造影了解情况，必要时可行动脉造影。如有血管损伤，可行介入治疗。术后须注意观察引流管内是否为血性胆汁，患者有无失血性征象，并严密监测患者生命体征，询问患者有无口渴、腹痛加重、腰背疼痛等不适，并观察有无腹膜刺激征及面色苍白、四肢湿冷、脉速和血压下降等急性休克征象。一旦出现异常及时对症处理。

（4）引流管阻塞、滑脱、移位等：引流管阻塞、滑脱、移位，表现为患者黄疸症状逐渐加重，胆汁引流不畅，经胆道造影确诊此并发症者需再次行介入治疗。远期阻塞常于术后 3～6 个月发生，其主要表现包括上腹疼痛、高热、黄疸复发及血清胆红素升高，需再次入院检查处理。

（5）胆汁外溢：早期多是由于穿刺扩张管的管径过大，超过引流管的管径所致；也可因为引流管阻塞、引流不畅引起；此外，引流过程中引流管的侧孔部分退出肝外也是常见原因。护理人员应注意观察患者有无弥漫性腹痛、腹肌紧张及穿刺道胆汁渗出等表现，若出现上述症状，应及时处理。

（6）腹腔并发症：常见有腹腔内出血，多为技术因素，熟练后可减少或避免。一旦发生，应及时治疗，必要时请外科处理。

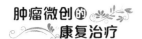
6. 胆管内支架置入术后康复指导

（1）健康指导：①疾病知识教育：向患者或家属介绍疾病的原因、临床表现及经皮肝胆管内外引流术的目的、原理、方法及术后注意事项，增强患者及其家属的信心，以积极主动地配合治疗和护理。②生活指导：术后要求患者绝对卧床休息24小时，指导患者日常生活起居要有规律、避免过度疲劳及精神过度紧张。1）大部分患者在术前均有厌食症状，术后食欲好转，但是不能任其进食，必须少量多餐。2）因行外引流后，大量胆汁排出体外，而进入肠道很少，消化能力较弱，先给予无脂流质饮食，逐步改成素食半流质饮食及低脂饮食。3）应给予优质蛋白质及富含钾、镁、钙等微量元素的饮食，如豆类、调成羹状的蛋类，新鲜蔬菜、水果汁，以补充胆盐的吸收。忌高脂饮食，以免引起消化不良。4）行外引流黄疸加深者，嘱其多饮水，以利于冲洗尿中过量的胆盐淤积。③心理调适指导：肿瘤患者可能出现焦虑、抑郁、恐惧甚至绝望等负面情绪，这些负面情绪可影响患者的康复信心及配合诊疗与护理的态度和行为，从而影响疾病治疗的效果及其预后。因此，必须使患者和家属认识负面情绪的危害，指导患者本人学会自我调节，学会倾诉；家属要善于理解和支持患者，学会倾听，耐心指导。④出院指导：除上述指导外，带引流管出院的患者，应教会他们妥善固定引流管，讲解引流管脱落的危害性，应学会每日观察胆汁量、颜色，并做好记录，如出现异常应及时就诊，要保持引流管口皮肤清洁，每日用酒精棉球擦洗1次，定期回院局部换药或冲洗引流管。⑤定期复查：术后2周、4周、3个月、6个月及1年回院复查。

（2）跟踪随访：支架置入术后4～8天复查，透视下了解支架的扩张或有无移位，并从外引流管行胆道造影，观察胆道的通畅情况。如胆道通畅满意，则撤除外引流管。置入内外引流管者4～8天后经引流管造影，如肝内胆管显影清楚，并且其中的造影剂可顺利流入肠道，则关闭外引流，仅行内引流即可。术后1周（5～8天）与1个月（26～32天）复查血清生化指标。

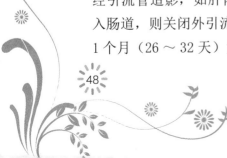

Part 9

热灌注疗法的治疗康复要点

1. 热灌注疗法的治疗适应证

（1）腹膜广泛转移癌包括来源于胃癌、结直肠癌、卵巢癌、胆系癌、胰腺癌、腹膜假性黏液腺癌等的治疗。

（2）胃癌、结直肠癌、卵巢癌、胆系癌、胰腺癌、腹膜假性黏液腺癌等术后腹膜转移预防。

（3）恶性腹水的治疗。

（4）膀胱恶性肿瘤的辅助治疗。

（5）恶性胸水的治疗。

2. 热灌注疗法的禁忌证

（1）终末期恶病质患者。

（2）腹腔广泛粘连患者。

（3）腹腔被肿瘤充满的患者。

（4）完全性肠梗阻患者。

（5）严重出凝血障碍患者。

（6）腹腔估计有炎症病变者。

（7）严重肝肾功能异常者。

3. 热灌注疗法的治疗前注意事项

（1）热灌注治疗室应保持空气清新，温度以 24 ～ 26℃为宜，紫外线消毒 1 次／日。

（2）患者在行腹腔热灌注治疗前 2 小时勿进食过饱，避免引起胃肠反应。治疗前应排空尿液，减少腹、盆腔内张力。

（3）建立 1 ～ 2 条静脉通路，治疗前 30 分钟予镇静、镇痛、止吐、抗过敏药物治疗，遵医嘱予补充水、电解质、维持酸碱平衡，可加速体内毒素或药物的代谢。

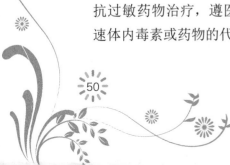

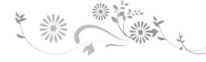
4.热灌注疗法的治疗中注意事项

及时擦干汗液，避免受凉，更换衣裤。

5.热灌注疗法的治疗后注意事项

（1）热灌注治疗完毕后消毒引流管及周围皮肤，外用无菌纱布覆盖，每 2 天换药一次。如无菌纱布渗湿，需及时更换，预防逆行性腹腔感染。

（2）热灌注治疗结束后 2 小时内，指导患者每 15 分钟变换体位 1 次，以左右侧卧、仰卧、俯卧、头低足高位和头高足低位进行体位转换为佳，以便腹腔内保留的灌注液能在腹腔内均匀分布。

（3）治疗结束后，少数患者出现腹胀、腹痛、腹泻、肠麻痹、恶心呕吐、白细胞降低的化疗副作用。严重者可致肠瘘、化学性腹膜炎、肠粘连、粘连性肠梗阻等并发症，发现异常情况及时进行对症处理。

（4）热灌注治疗结束后患者返回病房，继续观察生命体征变化。部分年老、体弱患者，预防体液不足及水电解质紊乱的发生。

（5）认真记录患者出入量情况，确保出入量记录的准确性和出入量平衡。

6.热灌注疗法的治疗并发症及处理

（1）化学性腹膜炎：发生机制主要包括化疗药物注入腹腔后，局部药物浓度高，对腹膜壁层及消化道壁的刺激性大。部分化疗药物渗入组织后能导致组织坏死而发生化学性腹膜炎。所以进行热灌注治疗时，应严格掌握热灌注疗法的适应证、禁忌证及化疗药的使用剂量。行灌注治疗时腹腔注入水量应不少于 1500 毫升，最好为 2500 ～ 3000 毫升。热灌注治疗过程中注意观察有无腹痛、腹肌紧张等腹膜炎表现，必要时给予抗炎、止痛、激素等药物。

（2）管道堵塞：热灌注治疗过程中如遇管道堵塞、输出不畅时，多为置入管道前端出水孔处被腹腔内组织覆盖包裹所致。应先暂停或调整灌注流速，轻轻挤压导管，在医师的指导下转动导管方向，或调整患者体位，使管道通畅。

（3）腹痛、腹胀：灌注液进入腹腔后刺激腹膜和肠管，可能会引起患者的腹痛、腹胀。所以热灌注治疗过程应循序渐进，治疗开始和结束前5分钟灌注流速不宜过快，使患者对治疗有适应的过程。对患者多加交流和鼓励，可根据医嘱使用止痛药物。

（4）发热：随着大量温热的灌注液在腹膜腔内不断循环，脏层腹膜及腹膜腔内各血管床吸收大量热量，可引起患者体位升高。因此，腹腔热灌注治疗过程中及治疗结束后患者出现体温升高和发汗时，应擦拭汗液，物理降温，及时监测体温。根据患者血压调整输液速度，补充体液。必要时药物降温。

7. 热灌注疗法的治疗后康复指导

（1）健康指导：①在治疗前应通过与患者详细交谈，了解病情及心理状态，并让患者及其家属了解治疗的过程、目的和治疗的必要性，缓解患者紧张情绪；同时，还应客观地交代治疗后可能发生的问题及注意事项，以取得患者的配合和理解。②治疗过程中和治疗结束后，指导患者适当地进行体位调整，使灌注液与腹膜及脏器表面广泛均匀地接触，以便提高治疗效果。③嘱患者治疗结束后卧床休息，防止因身体虚弱出现跌倒情况。④注意引流管的妥善固定，防止脱落，按期对引流管局部消毒。⑤指导患者进食清淡易消化的高热量、高蛋白质、高维生素饮食。

（2）跟踪随访：热灌注治疗后3～4周应做第一次随访，第1年中应每3个月复查，2年后可以半年随访复查1次，满5年后改为每年1次。随访复查内容包括病史、体检、常规实验室检查、如血常规，肝、肾功能、血清肿瘤标志物测定、B超和CT检查等。

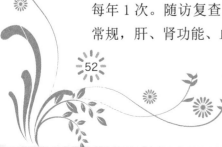

Part 10

肿瘤微创治疗后的精神保健

1.什么是精神保健

传统中医学中的"精神"涉及多方面，如人的神、情等。人，可以简单地说是由形体与精神共同组成的一个有机体。《西升经集注》中说："形不得神，不能自生；神不得形，不能自成。形神合同，更相生，更相成。"这里明确说明了形体与精神密不可分，形体需要精神来调节，而精神也必须通过形体来表现它的行为效果。精神是看不见、摸不着的，但是它对形体的作用远远大于外界物质所给予的作用。精神是人形体的调节剂，不外乎好与差：精神好，整个人都表现出积极向上，浑身充满正能量，干劲十足，生气勃勃；精神差或无，人一般都会乏力、颓废，缺乏干劲等，类似于行尸走肉。

精神又与外界事件刺激相连。外界事件刺激有好有坏，好的事件产生正能量对精神有促进提升奖励之功效，可以定义为奖励性事件刺激；然而，坏的事件往往产生负能量，对精神产生不同程度的打压，是惩罚性事件刺激。两种事件促发的相对应的精神即是好精神（+）和差精神（-）。如果说人这个有机体，需要 100^+ 的好精神才能维持形体适宜状态（"适宜"因人而异），即精神与形体的适宜结合值或基本临界点 $Base_0=100^+$，若 $Base_n \geqslant 100^+$，外部奖励性的刺激不断输入，数值不断提高，则人所展现出来的状态是向上（Up）——适宜、佳、更佳、最佳、极佳、超极佳，人就逐渐走向康复；反之，若 $Base_n < 100^+$，外部惩罚性刺激不断输入，数值不断降低，形体逐渐表现行为无力，而人所展现出来的状态则与上述相反，向下（Down）——不适、不好、差、更差，甚至极差……人就会一直生病，生病也治不好，甚至死亡。

当然，当结合值达到一定数值时，形体表现有限，逐渐趋于某一阶段的平稳状态，精神保健是尽力维持并使人体处于某一 up 阶段的平稳状态。

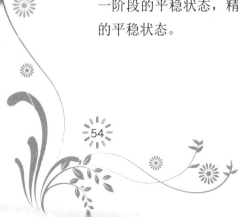

2. 怎样做到精神保健

生活中，每个人都希望获得奖励性事件刺激，然而惩罚性事件刺激不可避免。精神保健是指获得奖励性事件刺激，从而获得好精神，以维持人好的向上的精神与形体结合状态；如若受到惩罚性事件刺激，可以通过转化的方式，以达到奖励性事件刺激状态效果。俗话说，"患得患失""塞翁失马焉知非福""因祸得福"等可以视作两者之间转化的状态效果。

肿瘤微创治疗患者，需要通过不断减少自己精神世界中的惩罚性或不良事件刺激的输入，争取人形体与精神的结合值向 up 状态发展，以达到早日康复的目的。精神保健，对于肿瘤微创治疗患者来说，其关键是要学会追求良好的精神和形体的舒适度朝好的方向发展，目前还没有统一的标准和固定模式供患者参考。客观条件即外界刺激是不以人的意志为转移，与之相对应的刺激事件，状态会不断改变。在 up 阶段的精神有可能会跌落 down 状态，在 down 阶段的精神也有可能上升至 up 状态，这需要靠自己的主观感觉去体验与转化。

3. 精神保健有哪几种方法

（1）以人为本：任何精神保健都是建立在以人为本的基础之上，无"人"为根本，任何保健都会成为形而上学的泛泛之谈。这里的人是指肿瘤患者，特指经过微创治疗后的肿瘤患者。西晋时代葛洪在《抱朴子》里，提到"形"是堤，"神"是水，"堤坏则水不留"，故而形为神宅，守形为第一要旨；同时要护神，因为神散则命终。在肿瘤医院，经常会见到一些没有确诊病理的，在他院已行放化疗、靶向、免疫等其他治疗的，患者此时已经被治疗的半死不活，家属没有办法而来肿瘤医院就诊的。病房里常常会见到一些意识不清的患者身上插满管子，床边围着的一大圈满脸写着焦虑的亲属或来探望的朋友还在不停地追着医生问下步该怎么治疗，怎样让患者恢复些精神。有些治疗是患者本人自己选择签字做的，这本无可厚非，而有些治疗是患者旁边的亲属或朋友（可能觉得患者在这危难之际，是时候表表孝心或者忠心），道听途说而来，自己又不专业，拉着懵懂无知的患者签字做的，尽管医生再三嘱咐这些治疗还在探索试验中，但是这些家属此时此刻非常愿意将患者当作实验室里的小白鼠，强烈要求医生给治疗开药，好像对医生不做治疗不开药这种行为难以接受，当然最后治死的为此行风险买单的还是患者。最让人郁闷的是尽管床头柜上摆满了各种药品和营养品，但是患者早已奄奄一息地躺在床上，有的家属还盯着医生提供些提高精神状态的药物或治疗，甚至想尽办法推着轮椅上的患者四处求医问药、拜佛求仙，希望能有奇迹发生。可以说这些患者接受了过度"医疗"，把人给治死了。人已至死，谈何精神！谈何保健！

　　肿瘤微创术不管在患者治疗前还是治疗后都要以人为本。以人为本，是精神保健的前提条件。门诊有位乳腺癌患者，陪她一起来看病的是她先生，但是每次接诊这位患者时都会感到周围紧张的气氛，夫妻俩每趟就诊都会带有争吵式甚至吵架式的对话，患者本身不把自己当病患看待，每次大包小包都自己亲力亲为。丈夫更不把她当病患看待。患者拿个病历本、检查报告单等一系列病史资料就连站个地方坐个凳子都能被丈夫说上几句刺耳的话。有次患者因子女通过网上挂号缴费而忘记带就诊卡被丈夫在就诊室门口直接骂哭。总之，患者的一举一动都能被丈夫挑出瑕疵！公共场合已然如此，不知在家里怎样。患者生活在这样一个氛围里，时常精神紧张甚至崩溃到无望，令人不安！这种不断施加的惩罚性刺激能让患者有个好的精神状态去与病魔做斗争吗？

　　以人为本，不仅要尊重患者这个单独体，还要尊重患者的思想和精神。家属在患者治疗前后，不妨多实施一些类似奖励性刺激的事件，而不是惩罚性的或打击性的事件。只有精神好了，综合评估 $base_n$ 值高了，人的状态好了，才能考虑下一步的可行性治疗。

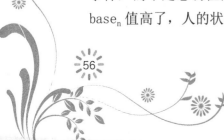

（2）知足常乐：知足常乐，《老子》："祸莫大于不知足，咎莫大于欲得，故知足之足，常足矣"，是用以劝诫侯王等统治者知道满足则心常快乐。

肿瘤患者生肿瘤有多种因素，遗传、饮食及环境影响等。每天，中西医结合门诊门口排有长长的肿瘤患者队伍。很多肿瘤患者接受了海扶刀、射频等其他微创治疗，奇怪的是，这些患者并不如所想象的那样精神颓废、沮丧、毫无生气或者得知生了肿瘤生无可恋。他们像往常一样和别人谈笑风生、唠嗑，不问根本不知道他们是肿瘤患者，有些甚至是最难治的胰腺癌患者，肿瘤并没有影响他们的日常生活。唯一让人辨识出的是带着小推车，拉着一小车草药，心满意足地离开医院。

曾经有位胰腺癌患者，家里种有大片的葡萄园，在得知自己胰腺癌存活10年之际，摘了一大框葡萄，分给实施微创治疗的每一位医生，"活10年，早就是奇迹了！知足了！"只是可惜的是这位胰腺癌患者后来死于心肌梗死，而不是胰腺癌。

还有位八十高龄的老太太，影像诊断为胰腺癌，经常由儿女推着轮椅进诊室看病。老太太要求不开刀、不化疗，更不同意穿刺取病理。家属商议后遵从患者的意见。老太太每次来见到医生都很开心，很知足地说："教授，我又活了1个月了""教授，今天满3个月了，够本了""医生，今天满1年了""教授，3年到了！"也很可惜的是，这位患者最后死于老年性肺炎引起的肺栓塞。

患者生肿瘤这件事，是不以人的意志为转移的。生了它，就要好好对待它。随访中大部分生存期比较长的患者，有个很重要的特点，知足常乐，心胸阔达。这里知足常乐，不是因他们生了肿瘤而高兴，而是为找到治疗肿瘤的方法而高兴，尤其是那些得知自己不用开大刀，只要做个小小的微创手术的就能消灭肿瘤的患者，更知足了。也有些肿瘤患者对长期困扰他们睡眠差，腹泻，呕吐等症状的缓解而感到知足。用他们的话讲"癌症看到这种程度已经很了不起了，全世界都没几个！"尤其是胰腺癌患者常说"2017乔布斯和帕瓦罗蒂都已经过世了，我还活着！"他们这种对目前自己的生存现状、对生活状态很知足的心态，每天维持着他们的好心情；一种先进的微创技术，一种好药，都会成为肿瘤患者奖励性事件刺激，反映出好的精神，从而使他们精神与形体相互作用的 $base_n$ 值在向上 up 处，最终使人的状态达到最佳。

（3）消除贪欲：贪，是佛教"贪，嗔、痴"三毒之首，本来是指怕没饭吃、没钱花，对物质有强烈的占有欲，私心太重，欲望无穷。贪得一时为快，风光无限，贪得钱财和权利等，看似名利双收，这个阶段假借奖励性事件刺激的精神处于 up 状态，人可能会达到极佳或超极佳状态。然而，稍有不慎，锒铛入狱，一无所有，此时的精神有转化为向下状态。《红楼梦》中的王熙凤是个典型的贪得无厌之人，协理宁荣两府使她的权利达到了顶峰，投放高利贷和弄权铁槛寺使她赚了不少银子，长期争权谋利使其落下了月不尽的毛病，尽管如此，最后还是被关进了监狱，直至死亡，作者判词："机关算尽，反误了卿卿性命！"

在肿瘤微创治疗／中西医结合门诊经常碰到这样的患者，其中有位患者是国内某大型企业的区域副总裁，为了能让公司有更多的合作大项目，也为了让自己再升职再加薪，经常做空中飞人，也经常在外应酬，鲜有时间陪伴家人。曾在他们单位组织的体检查出肝肾功能及肿瘤标志物异常，在肿瘤专科医院检查确诊出原发性肝癌。他曾后悔道：拿下一个项目的同时，希望拿下更多的项目；升职后，希望获得更高的职位；加薪后，希望获得更多的薪水……感觉永无止境……得到了，不过如此；得不到，又很痛苦，希望得到。久而久之，周而复始的这种贪欲给他带来了不少精神压力和痛苦，使他本来最佳的 up 状态逐渐跌落 down 状态。副总后来将手中管理的项目和业务交给下属，自己转做内勤，少了份沙场上的争斗，多了份心底的安宁；在接受我院微创治疗后，恢复良好。

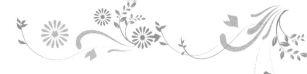

肿瘤患者作为一个自然人，无法脱离社会和家庭。因此肿瘤微创治疗后的患者调节好精神首先要消除贪欲，做一个与世无争、清心寡欲的自然人。在此，再次劝诫诸君切莫"贪"！

（4）舒缓情绪：传统中医将外界刺激所作出的反应概括为七情，即"喜、怒、忧、思、悲、恐、惊"。大喜大悲、忧思过虑、恐惊不安都是对肿瘤微创治疗患者的康复不利。

生活在经常有遇到令人高兴的事就高兴，遇到难过的事就难过，这是人的正常情感抒发，但是大喜大悲、愤怒往往在人体内形成气。《黄帝内经》云："百病生于气也"；中医中，气滞是导致肿瘤产生的一个重要因素。生气时，呼吸加快，肺泡扩张，耗氧量加大，肝糖原大量损失，心跳加快，血流加快，血压升高，全身处于正常生理机能的失控状态，犹如决堤洪水，大有摧枯拉朽之势，人也达到崩溃的边缘。

《三国演义》中，诸葛亮三气周瑜，最后引发周瑜吐血而亡。外界惩罚性刺激不断深入，$base_n$ 值不断降低，人的状态越来越差，甚至不省人事。因此，微创治疗后的肿瘤患者切记：不要生气！

曾经有个故事：一位老太太有两个儿子。大儿子是晒盐的，小儿子是卖伞的。老太太总是发愁。因为她阴天为大儿子担心，晴天为小儿子担心，所以经常生病。一位医生对老太太说："您真是个有福气的人，晴天您的大儿子赚钱，雨天您的小儿子赚钱，天天有钱赚。"老太太一想很有道理，便高兴起来，身体逐渐也健康了。这个故事说明人忧思过虑，受到惩罚打击性事件刺激，引起精神差，人的状态差，$base_n$ 值低，就会生病；反之，受到赚钱了的奖励性事件刺激，精神好，人的状态就好，$base_n$ 值高，也就逐步康复了。

肿瘤患者常常会忧思过虑，在他们的内心深处始终有个"心魔""心结"盘根于此，多疑、纠结某件事物——肿瘤：我为什么会生肿瘤，肿瘤为什么偏偏长在我身上？担心自己活不长，这个心结很难打开。任何事物都有现象和本质两个方面，本质和现象是统一的，但二者又有差别和矛盾。在大量的肿瘤患者中有一些共性：聪明、美丽、年轻等，这些现象有可能是肿瘤基因的部分表现形式，只是这些基因表现的较为活跃，处于上升期，这部分的肿瘤患者看上去就显得更聪明、更美丽、更年轻。因此，得了肿瘤并不一定是坏事，换个角度想，心结也许就解除了。

门诊经常有恐惊不安的肿瘤患者或家属，他们来门诊的目的就是不停地问很多问题，找多个医生问同样的问题，表现急躁、紧张、固执、好争辩，且匆匆忙忙、急于求成，对医生提出超乎现实的问题，医生建议的事不做，听不进医生的意见。有的患者因着急求医，在医院门口被汽车撞了，第二次复诊腿上绑了个石膏一瘸一拐地走进诊室；有的患者或家属病急乱投医，听信路边小广告，被人骗了5万元包治百病、药到病除的钱；有的患者因紧张，导致肾上腺素升高，从而出现流鼻血、便血等症状。其实，患了肿瘤不用这么紧张急躁与不安，肿瘤只是一种慢性基因病，大多数的肿瘤都可以治疗甚至治愈。舒缓急躁紧张的不良刺激情绪有助于优化精神状态，使其向 up 趋势发展。

精神保健的目的是通过探索和把握人的精神和形体关系，使患者健康长寿。肿瘤微创治疗后的精神保健只有以人为本，知足常乐，消除贪欲，及时舒缓不良刺激情绪等，这样才能保持一个好的精神状态，形神统一，无为而治，最终使患者的生存期得到延长，生活质量得到提高。

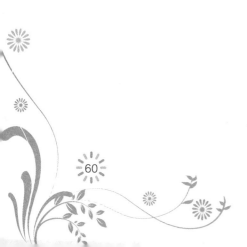

Part 11
肿瘤微创患者中医四季养生

四季养生方法强调养生保健的重要性，癌症患者如果能够认真遵循和身体力行地去实践，将有助于其身体的康复和生存质量的提高。临床上有很多患者尤其是早期患者，认为手术后自觉症状良好，就可以高枕无忧了，癌症的复发和转移或病情突然变化，往往出现在这个时候。

1. 阴阳五行与四季概述

（1）阴阳：中国古代《易经》里记载"……太极生两仪、两仪生四象……"，太极包含了宇宙从无到有，以至万物循环化生的过程。太极分为天地或阴阳，即两仪；阴阳两仪进而化为少阳、太阳、少阴、太阴，即四象，四象有多种含义，如果将四季或四时与四象相对应，则分别为春、夏、秋、冬。

此外，古人为了更便于理解，最早将宇宙事物分为四象，以代替相对应的"少阳、太阳、少阴、太阴"，具体为木——少阳；火——太阳；金——少阴；水——太阴。这里的木、火、金、水被人为地赋予了哲学理论概念，当人们认为宇宙中的其他事物或现象与木、火、金、水类似时，也可以归类于"木、火、金、水"四象或四行。

（2）五行：五行学说最早出现在《五帝》中，有记载"天有五行，水火金木土，分时化育，以成万物"。五行两字包罗万象，"五"指五种物质：木、火、土、金、水；"行"指这五种物质的循环不息的运动变化及相互作用。土者，阴阳老少，木火金水冲气所结也，位于四象中间。在五行和四季运作过程中，《周易参同契》持"土旺四季，罗络始终"，认为"土贯穿始终"。五行学说是中国古代一种朴素的唯物主义哲学思想，其认为宇宙间的万物都是由木、火、土、金、水这五种物质元素所组成，自然界各种事物和现象的发生发展或变化，都是这五种物质不断运动和相互作用的结果。

（3）五行与脏器：《黄帝内经》中将阴阳与五行联系在一起应用于医学，以观察人体，将人体脏器与外界四季环境相关联，阐明

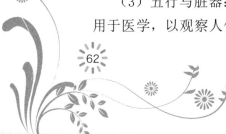

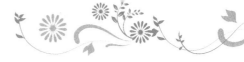

脏器与疾病及疾病诊断和防治规律，以达到人类健康长寿的目的。通过归类和推演法，传统中医将人体五脏六腑及其他配属五行，以五脏（肝、心、脾、肺、肾）为中心，以六腑（实际上是五腑：胆囊、小肠、胃、大肠、膀胱）为配合，支配五体（筋、动脉、肌肉、皮毛、骨骼），开窍于五官（目、舌头、口腔、鼻、耳），外荣于体表组织（爪、面、唇、毛、发）等，主要如下：

木——肝、胆囊、目和筋等；

火——心、小肠、舌头和动脉等；

土——脾、胃、口腔和肌肉等；

金——肺、大肠、鼻和皮肤等；

水——肾、膀胱、耳和骨骼等。

（4）五行与颜色：自然界中，动植物种类繁多，形形色色，各不相同。人们摄取部分可食用的作为维持机体正常运作的能量。日常生活中所食用的食物也与五行相关，不同季节不同颜色的食物与人体五脏六腑有着相对应的关系，合理地搭配膳食将有助于人体健康或病患者身体康复。食物中也有木、火、土、金、水五行，以绿、红、黄、白、黑五色为代表，分别体现在酸、苦、甜、辛、咸五味之中，具体为：

木——绿色、青色、翠色等，酸性食物代表：鸡毛菜、包心菜、菠菜和猕猴桃等，含有多种有利于肝脏健康的叶绿素和维生素。

火——红色、紫色等，苦性食物代表：西红柿、红椒和红萝卜等，含丰富的降血压物质，使血管强壮，以维护心脏健康。

土——黄色、橙色、咖啡色、茶色、褐色等，甜性食物代表：橘橙、香蕉、芒果、南瓜和胡萝卜等，含有丰富的维生素 C，对脾胃和胰腺大有裨益。

金——白色、金色、银色等，辛性食物代表：洋葱、大蒜和梨等，具有抗敏感及炎症的效果，能够改善呼吸系统中的肺功能。

水——黑色、蓝色、灰色等，咸性食物代表：黑豆、黑芝麻、核桃和蓝莓等，含黑色素，有助于提高与肾、膀胱和骨骼等的新陈代谢功能。

2.四季养生：顺应四时

四时有二十四节气。公元前104年，邓平等制定了《太初历》，正式把二十四节气订为天文历法，二十四节气中又以四立（立春、立夏、立秋和立冬）作为四季的开始。即

春：立春、雨水、惊蛰、春分、清明、谷雨，（阳历3月、4月、5月）；

夏：立夏、小满、芒种、夏至、小暑、大暑，（阳历6月、7月、8月）；

秋：立秋、处暑、白露、秋分、寒露、霜降，（阳历9月、10月、11月）；

冬：立冬、小雪、大雪、冬至、小寒、大寒，（阳历12月、1月、2月）。

按农历360天计算，每15天一个节气，每月2个，一年正好二十四个节气。

（1）春季养肝

春，属木，主肝，应少阳，气候主风，有立春、雨水、惊蛰、春分、清明、谷雨六个节气，为农历的正月、二月、三月，相对应的阳历是3月、4月和5月。春季是万物复苏，生机勃勃，欣欣向荣的季节。春季气温由寒转暖，气候温暖潮湿，气温变化较大。

春季为肝气所主，以升发为主要形式，因此春季养生总原则以养肝为主。中医认为春天是阳气生发的季节，此时，人体内的阳气也开始升发，新陈代谢旺盛，相对而言肝气也会比较旺盛，所以肿瘤微创患者尤其是肝癌患者更应该顺应天时的变化，通过饮食调养阳气以保持身体的健康，并调养肝气。又因为春季天气变暖，各种生物开始生长，其中也包括引起传染性疾病的细菌、病毒生长繁殖，

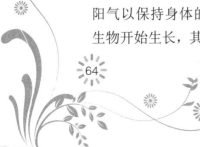

如病毒性肝炎患者，所以需要进行饮食调养来增强体质和抗病能力。

"逆春气则少阳不生，肝气内变"。春天若违背了养生之道，阳之气不能主动上升，内郁于肝，则肝气内变。

春日的饮食调养可分为三个时期进行：

1）早春时期，是冬春交换之时，气温仍旧寒冷，人体内消耗的热量较多，所以进食偏于温热的食物为主。建议选择热量较高的主食，并注意补充足够的蛋白质，除米面杂粮之外，也可以增加豆类、花生、乳制品等。

2）仲春时期，是天气变化较大之时，气温骤冷骤热，变化较大，可以参照早春时期的饮食进行。同时在气温较高时可增加青菜的摄入，减少肉类的食用。

3）晚春时期，为春夏交换之时，气温偏热，以进食清淡的食物为主。饮食原则以清淡的食物为主，并补充足够维生素，如饮食中应适当增加青菜。肝癌肿瘤微创患者每日除三餐之外，还要多吃一些水果，因为水果中所含的维生素和矿物质可以增强体质。

春季饮食宜忌生冷油腻之品，传统医学还认为春季为肝气旺盛之时，应适当地减少酸味食品摄入，避免肝气过盛而损害脾胃。

1）立春少酸：立春，是一年之中的第一个节气，标志着寒冷的冬天即将过去，温暖的春天即将到来。中医理论认为，春季应该加强对肝脏进行调养，以顺应天时。所以在饮食调养时应考虑到春季属于阳气开始升发的特点，多食用一些具有辛甘发散性质的食物，少食具有酸收作用的食物。传统饮食养生学认为，具有辛甘发散性质的蔬菜有韭菜、香菜、茴香、油菜、芥菜、大头菜、洋白菜、芹菜、黄瓜、丝瓜、辣椒、生姜、大葱、蒜等；属于酸收性质的果蔬有柑橘、橙子、柠檬、柚子、石榴、橄榄、杏、山楂、枇杷、乌梅等。

《明官史·饮食好尚》记载：立春之时，无贵贱皆嚼萝卜，名曰"咬春"。至今在我国很多地方仍有所谓"咬春"的习俗，只不过不同于史书记载之处是北方吃萝卜，南方吃生菜。在北京地区，还有在立春这一天吃春饼或春卷的习俗。萝卜属辛甘发散性质的蔬菜，面食属甘味食物，这正符合食用辛甘食物助阳气升发的养生之道，这种饮食风俗一直流传至今。

2）雨水健脾：雨水节气标志着寒冷的天气逐渐消失，温暖潮湿的和风拂面、春雨绵绵的日子正向我们走来。唐代著名医药学家和养生学家孙思邈在其著作《千金方》中论及春季的饮食养生时曾提出："春七十二日，省酸增甘，以养脾气。"这句话意思是说，在春季里要多吃甜少吃酸，注意对脾胃的调养。其实，我们在日常生活中所食用的绝大多数食物都属于甘味食物，如米面、蔬菜、禽鱼肉、蛋类等，而酸味食物往往含维生素C的量比较多，所以只是强调适当地减少酸味食物的摄入，而不是完全不吃。

在北方，春季多风，气候干燥，宜少食油腻食物，多吃新鲜的蔬菜水果，以补充人体水分。另外，根据"食甘健脾"的原则，可适量地多吃些大枣、山药、莲子及豆类食物等有益于保养脾胃的食物，如红枣莲子粥、山药薏米粥等，具有良好的健脾作用。

3）惊蛰抗病毒：古人云："雷鸣动，蛰虫皆震起而出，故名惊蛰。"这句话意思是说，春雷的响声惊动了冬眠的昆虫，它们纷纷从蛰伏了一冬的地下爬出来活动，所以这个节气叫"惊蛰"。由于惊蛰后气候明显变暖变潮湿，不但各种动物开始活动，微生物（包括能引起疾病的细菌、病毒）也开始生长繁殖，所以人们需要进行饮食调养，增强体质，以抵御病毒的入侵。

《黄帝内经》指出："正气内存，邪不可干。"意思说，在人体正气强盛的情况下，邪气不容易侵入机体，也就不容易发生疾病。所以说，这时候增强人的体质，提高人体抗病能力是很重要的。增强体质，首先是要适度地做一些强身健体的运动，如慢跑、游泳、跳绳等。另外，在饮食上要注意饮食的多样化，以保证人体能够得到丰富充足的营养供给，这也是饮食调养的基本原则。酸性食物含有丰富的维生素，对人体的生理功能有很重要的作用，特别是维生素C，它

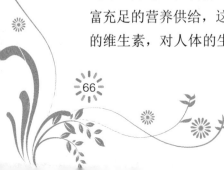

的摄入能明显提高人的抗病能力，维生素C含量高的食物有辣椒、甜椒、菜花、西兰花、甘蓝、柑橘、刺梨、芥菜、菠菜、香菜、苋菜、蒜苗、水萝卜、苦瓜、木耳、芦笋、山楂、酸枣、荔枝、木瓜等。

另外在惊蛰节气里，患者还可以适当食用一些具有补益正气作用的食疗粥来增强体质，如枸杞大枣粥、芹菜粥、决明子粥等。

4）春分防"春困"：春分是个白昼与黑夜相等，是既不寒也不热的时节。春分之后，有一段时间，人们特别容易犯困，常有昏昏欲睡的感觉，俗称"春困"。

为什么会出现"春困"呢？这是因为人的生理机能尚不能适应季节的变化而引起的生理性反应。具体说来有以下几个方面：第一，春分后气温转暖，人体皮肤的代谢随之增强，皮肤的毛细血管扩张，供应皮肤的血流量就增大，使得供应大脑的血量相对减少，氧和能量的供应随之下降，从而降低了大脑的兴奋性，使人产生了困倦的感觉。第二，春分后白昼的时间逐渐延长而夜间的时间逐渐缩短，人们的睡眠时间相对减少，机体还不能完全适应这种变化，自我感觉睡眠不足而产生了困倦的感觉。第三，天气转暖后，人体的汗液排泄逐渐增加，使得体内一些矿物质也随汗液排出体外，特别是钾的丢失，会造成神经系统的兴奋性降低，也会产生"春困"的感觉。

春分时节除了逐渐适量地增加运动外，还可以用饮食调养的方法来改善犯困的症状，如进食一些提神增智的食物，如茶、咖啡、黑芝麻、核桃、大枣等。多吃一些含钾丰富的食物，也可以有效改善困倦的情况。含钾丰富的食物有小麦胚粉、土豆、木薯、豆类、菌类、紫菜、大枣、葡萄干、榛子、莲子、花生、葵花籽、西瓜、芝麻、虾、奶粉等。

5）清明和谐气血：清明是养肝的重要节气。传统养生学认为"春与肝相应"，也就是说，春季的气候特点和肝有着密切的关系，所以春季的养生保健方法应以养肝为主。中医理论认为肝主疏泄，人体肝的主要功能是保持全身气血津液的疏通畅达。如果肝的功能正常，人体的气机就会通畅，气血津液就会和谐输布周身，各个脏腑的功能也能维持正常工作。当肝的疏泄功能减退时，就会导致人体的气机不畅而出现胸闷、气短、两胁胀痛、面红目赤、心烦、容易生气等现象，所以春天调养肝乃气血津液和谐通畅之首要任务。

调养肝有"养肝"和"清肝"之分。所谓养肝是指滋补肝之不足，或预防肝的功能下降，可采用传统饮食养生所讲的"以脏补脏"的说法，多吃一些动物肝脏以养肝。所谓清肝是指清泻肝火以预防肝气升发，可采用"清肝泻火"的方法，如多食一些清肝泻火的食物，如芹菜、菠菜、卷心菜、胡萝卜等。

6）谷雨调养肝脏：谷雨是春季最后一个节气，这个节气代表两个气候特点：一是寒冷的天气基本结束，我国的大部分地区的平均气温都在10℃以上，所以有"清明断雪，谷雨断霜"之说。二是雨量逐渐增多，特别适合于农作物的生长，所谓谷雨就是"雨水生百谷舞"的意思。

谷雨是保养肝的最佳季节，中医认为"肝在志为怒"，愤怒的情绪对肝脏的伤害很明显。在这个节气里，人们除了可以通过精神养生保健的方法来调节情绪保养肝脏外，还可以食用一些能够缓解精神压力和调节情绪的食物。营养学与心理生理学研究表明，饮食对人体的情绪有一定的影响，如喜欢吃甜食的人性情比较温柔；有些食物中含有的营养素使人心情变得安宁快活，甚至可以减轻痛苦，如含 B 族维生素较多的食物，对改善抑郁症状有明显的效果；碱性食物有助于缓解人体的急躁情绪。所以，容易动怒生气人多吃一些贝、虾、蟹、海带等海产品；面粉、荞麦、燕麦、大麦、小米、豆类。葵花籽、生花生仁、芝麻、瘦肉等 B 族维生素含量丰富的食物；霉干菜、萝卜、大豆、菠菜、西红柿、香蕉、草莓、葡萄等碱性食物都可以改善性格，稳定情绪。

（2）夏季健脾

夏，属火，主心，应太阳，气候主热，有立夏、小满、芒种、夏至、

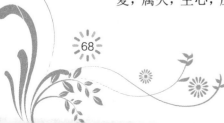

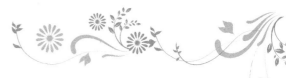

小暑、大暑六个节气，为农历的四月、五月、六月，相对应的阳历是6月、7月和8月。夏季，烈日炎炎，阳气最盛，湿热较重，应以健脾祛湿为夏季养生的总原则。

心，主神，与小肠相表里。中医认为夏天烈日酷暑，人体腠理开泄，出汗较多，体内的阳气易于随汗而丢失，所以肿瘤微创患者应该注意防暑养神，并通过饮食调养以保持身心健康。同时，夏季因天气炎热，各种生物繁殖最为活跃，也是细菌、病毒生长繁殖最快的时期，胃肠道疾病多发；夏季的高温也常常影响胃肠道的消化，饮食减少或消化不良，因而夏季患者更应该注意饮食卫生。

"逆夏气则太阳不长，心气内调"。夏天若违背了养生之道，太阳之气不能卫外，失其长养，而内薄于心，则心气内虚。

中医养生学将夏分为夏季与长夏两部分。暑为夏季的主气，以气温炎热，易于中暑和伤津耗气为特点；湿为长夏（农历月）的主气，阴雨连绵，气候潮湿，易于损伤人的脾胃而致消化不良。夏季炎热而出汗多，体内丢失的水分多，脾胃消化功能较差，所以多进稀食是夏季饮食养生的重要方法。如早、晚进餐时多食粥，午餐时喝汤，这样既能生津止渴、清凉解暑，又能补养身体。还有在煮粥时加些荷叶，称荷叶粥，味道清香，粥中略有苦味，可健脾开胃，同时有消解暑热、养胃清肠、生津止渴的作用。在煮粥时加些绿豆或单用绿豆煮汤，有消暑止渴、清热解毒、生津利尿等作用。

夏季的营养消耗较大，应注意补充一些营养物质，补充足够的优质蛋白，如瘦肉、蛋、奶和豆类等；补充维生素，如多吃些新鲜果蔬如西红柿、青椒、冬瓜、西瓜、甜瓜、桃、李等；注重补充水和无机盐，特别是注意补充钾，如豆类或豆制品、香菇、水果、蔬菜等都是钾的很好来源；多吃清热利湿的食物，如西瓜、苦瓜、桃、草莓、西红柿、黄瓜、绿豆等都有较好的消暑作用；饮食清淡，是指低盐、低脂、低糖、低胆固醇和低刺激等饮食宜经常食用；不要过食冷饮。

注意补充水分，解暑的饮料以茶水为最佳，特别是绿茶，有消暑解渴、清热泻火的作用。饮水要注意4点：①每日饮水1500～2000毫升，时时饮用，不要等口渴时再饮；②不要过食冷饮；③大渴时不宜饮水过多，以免胃部不适；④餐前及进餐时不宜饮水，以免冲淡胃液，影响消化。

1）立夏要补充什么营养元素

立夏是夏季的第一个节气，表示温暖的春季已经结束，炎热的夏季即将开始。夏季气候炎热，多雨水，初夏季节正是由温暖向炎热过渡的一个时节。立夏代表着人们要做好迎接夏季的准备了。这时，患者的饮食可以适当清淡一些，还要注意补充一些营养物质。首先，要补充各类维生素，多吃些蔬菜水果，如青椒、冬瓜、西红柿、杨梅、草莓、桃子、李子、梨等。夏季温度逐渐上升，使得人体水分流失加速，因此立夏开始，我们要加强补充水分和无机盐，特别是钾的补充，如豆类、香菇、蘑菇及各种水果、蔬菜等都是钾的很好来源。还可多吃一些清热利湿的食物，如西瓜、桃、黄瓜、苦瓜、绿豆等，这些食物都有较好的消暑作用。此外，还需要适量地补充蛋白质，如鱼、瘦肉、蛋、奶和豆类等都是优质蛋白。

夏季要特别注意多饮水，以补充机体因出汗造成的水分丢失。在解暑的饮料中，以茶水为最佳，特别是绿茶，有消暑解渴、清热泻火的作用，不建议喝各种饮料。

2）小满多饮汤品

从小满开始，大麦、小麦等夏收作物已经结果，籽粒饱满，但尚未完全饱满，所以叫小满。《周书》中提到"小满之日苦菜秀"，在民间，小满节气有吃苦菜的传统习俗。一般说来，带有苦味的食用蔬菜都有清热去毒功效，苦菜也是一味可做药用的蔬菜，小满时节多吃苦菜，是中国古代老百姓传统养生智慧的体现。

小满是万物生长最旺盛的时节，人体的生理活动也处于最旺盛的时期，消耗的营养物质为二十四节气之最。因此，肿瘤微创治疗

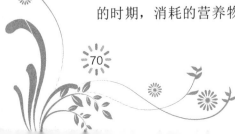

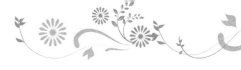

后的患者在这个时节应当多补充各类营养元素，以此保护脏腑。例如，可以引用汤品进行滋补，如苦瓜牛肉汤、绿豆芽蛤蜊汤、荠菜鱼头汤、赤小豆猪肉汤、西洋参鱼汤等，这些汤品具清热、养阴、祛湿、暖胃、温补等功效。

另外，小满时节是皮肤病的高发期，在生活起居上，应该注意保持清洁，祛湿疏风除热。在饮食上，宜以清爽淡雅的素食为主，可常吃有清利湿热作用的食物，如薏苡仁、绿豆、冬瓜、丝瓜、黄瓜、西红柿、水芹、莲藕、胡萝卜、黄花菜、黑木耳、鲫鱼、草鱼等，忌食高厚甘肥、生热助湿、性味辛辣温热的食物，如生的葱姜蒜、芥末、胡椒、辣椒、茴香、桂皮、牛肉等。

3）芒种祛湿热

芒种前后，我国大部分地区气温升高，开始进入连绵不断的梅雨季节，空气非常潮湿，天气异常闷热，各种器具和衣物容易发霉，湿热之气大盛。此时人身之所及，呼吸之所受，均有湿热之气，这容易使人感觉四肢困倦、精神不振。因此，在芒种时节，要注意祛除湿热之气，同时要避免季节性疾病和传染病的发生，如中暑、腮腺炎、水痘等。

此时，首先是要保持一个良好的精神状态，在精神调养上要保持轻松、愉快的状态，使气机通畅、人体内新陈代谢正常。芒种后应当晚睡早起，注意防暑，以此顺应阳气，利气血、振精神。在中午时候，应适当小憩，以半小时为宜，可助消除疲劳感。这个时节，人易出汗，应当勤洗澡，衣衫勤换勤洗，这样有助散发"阳热"，需要注意，不要在空腹或过饱饮食后洗澡，也不宜在出汗时立即洗澡。在饮食方面，强调清补，同时应勿食过咸、过甜的食物，过咸和过甜的食物容易引起高血压、高血脂和高胆固醇，严重者可以诱发糖尿病等。夏季是人体新陈代谢旺盛的季节，芒种时节更是汗易外泄、耗气伤津之时，宜吃一些祛暑益气、生津止渴的清补食物。癌症患者机体功能减退，消化液在热天分泌减少，心脑血管亦有不同程度的硬化，饮食应当清淡缓补，可辅以清暑解热、保护脾胃和具有降压降脂作用的食品。虽天气渐热，但女性朋友在芒种时节，也应当控制对生冷性凉之物的摄入，尤其是在月经前后，以防由此引发其他疾病。

4）夏至防中暑

夏至，古时又称"夏节""夏至节"。古时候夏至日，人们要通过祭神以祈求灾消年丰。《周礼·春官》载"以夏日至，致地方物魈。"意思指周代夏至祭神，意为清除疫疠、荒年与饥饿死亡。夏至以后，就开始进入伏天，此时天气炎热，人们食欲下降，形体消瘦，因此夏至以后的夏季亦被称为"苦夏"。夏至三伏有初伏、中伏、末伏之分，三伏天是一年之中最炎热的时期，容易中暑、生病，此时要特别注意防暑。在安排室外工作和体育运动时，要避开烈日炽热时间，尤其是在午后两点左右，此时阳光紫外线最强，要尽量避免外出，另外，在中午的时候应有一定时间长的午休，每天1小时为宜。在饮食方面，也可以适当吃一些冷食和凉食，如刨冰、酸梅汤、凉茶等。夏季瓜果丰盛，夏至后可多吃一些西瓜、苦瓜、冬瓜等瓜类果蔬，这些食物都是清热消暑的佳品。夏季气候炎热，人的消化功能相对较弱，因此，饮食宜清淡不宜肥甘厚味，要多食杂粮，不宜过食热性食物，以免助热，冷食瓜果宜适可而止，不可无节制，以免损伤脾阳碍胃。夏季雨水多，蚊虫繁殖多，易感染痢疾等肠道疾病，患者在饮食方面一定要特别注意卫生，预防急性肠炎的发生。

夏季人体的水分流失比较快，天气炎热的时候尤其如此，因此需要补充充足的水分，最好的解渴佳品就是白开水，不建议各种饮料。另外，夏日易受风寒湿邪侵袭，睡眠时不宜直接吹风扇，有空调的房间空调不宜把温度调得过低，以室内外温度相近为佳，更不宜夜晚露宿。另外，在夏至日后可贴"三伏贴"进行疾病治疗与养生，即中医的"冬病夏治"。按照中医冬病夏治的理论，在夏季贴敷三伏贴，对于治疗多种反复发作的慢性疾病，如恶性肿瘤患者及过敏

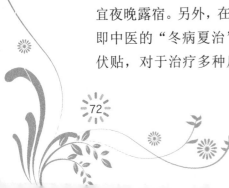

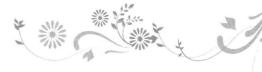

性病症都有较好疗效，也可以增强免疫力。

5）小暑后为什么不坐木

民间有谚语曰"冬不坐石，夏不坐木"这是符合养生的做法。因为小暑过后，气温升高、湿度增大，露天的木椅、木凳等经过露打雨淋，含水分较多，表面看上去是干的，可是在太阳的暴晒下便会向外散发潮气。如果在上面坐久了，能诱发痔疮、风湿和关节炎等疾病。除了在起居上注意消暑避热外还应适时食用一些热汤热面，这样可借助汗液排出部分体内的毒素。在饮食上也可以多喝一些清热的汤粥，如绿豆粥、薏米粥、荷叶茯苓粥等。多吃水果也有益防暑，如西瓜、梨、苹果等，但切忌过量食用，以免增加肠胃负担，严重者可能会造成腹泻。

6）大暑时节宜吃"苦"

大暑是一年中最热的节气，正值二伏前后，以湿热为主，除了气候炎热，我国绝大部分地区进入阴雨绵绵的季节，此时的气候是潮湿闷热的，因此要在做好防暑降温工作的同时，还要注意对"暑湿"的预防。

中医认为"湿"是能够引起人体疾病的六种淫邪之一，是长夏主气，与人体的脾相应，故有"水湿困脾、长夏防湿"之说。潮湿闷热的天气对人体最明显的影响就是饮食无味、消化吸收功能下降，往往会出现胃部胀满、食欲下降、口淡无味，以致恶心、呕吐等症状，还可能表现为全身无力、倦怠、头困身重、精神萎靡等。

从中医学角度讲，苦味食物均属寒凉性质，具有清热泻火、燥湿健胃的功效，因此适合在炎热的夏季食用，能健脾开胃，增进食欲、促进消化。具有苦味的食物有以下可以选用苦瓜、芹菜、芦笋、绿茶等，另外冬瓜、黄瓜、西红柿、西瓜、甜瓜、绿豆、海带等都是性味寒凉之物，在夏季可适当食用。食用苦味食物，也要注意一些问题。首先是食用量要适度，轻淡的苦味可以健脾开胃，但过重的苦味或进食太多苦味食物，就会引起胃部不适，可能引发恶心、呕吐至腹泻等副作用，所以吃苦味食物要适量。另外，不同的苦味食物要区别对待。所谓苦味食物，是因为该食物中含有能产生苦味的成分，这其中有些苦味是对人体有益的，如苦瓜中的苦瓜苷具有降血糖作用，芹菜中的芹菜苷有降血压作用，茶叶中的生物碱和多酚类物质具有提神和抗氧化作用等。而有些苦味食物含有对人体有害的物质，如不成熟的甜瓜瓜蒂和根部就是苦味的，它所含的是具有苦味的甜瓜霉素，食用后会引起胃疼、呕吐、腹泻，严重者可危及生命。苦味的黄瓜也含有毒素，不宜食用。吃苦味食物，也要因人而异，一般说来，老人和小孩的脾胃多虚弱，不适宜多食苦味食物。每个人对苦味的耐受能力也不同，进食时要根据自己的实际情况进行适当调整。

（3）秋季润肺

秋，属金，主肺，应少阴，气候主燥，有立秋、处暑、白露、秋分、寒露、霜降六个节气，为农历的七月、八月、九月，相对应的阳历是 9 月、10 月和 11 月。秋季以燥气为主，易伤肺气，因此在饮食上应以润肺为主要原则。秋季天气干燥，气温由暖转寒，故中医学把秋季干燥情况分为两部分，夏末秋初称为温燥，秋末冬初称为凉燥，饮食养生方法有所不同。

"逆秋气即太阴不收，肺气焦满"。秋天若违背了养生之道，太阴则失去了收养之功，太阴气行，主化上焦，所以肺气不收而胀满。

秋季的前期，夏日炎热的天气尚未完全消退，而初秋的干燥气候已经来临，炎热和干燥均耗散津液，引起皮肤干燥皲裂、便秘等。秋季前期，温燥的饮食养生方法可在煮粥时加些切碎的梨块，有生津止渴、滋阴润燥、止咳化痰的作用，适用于肿瘤患者秋季口燥咽干、大便干结者食用。煮粥时加些百合，有润肺止咳、养心安神的作用，适用于肿瘤患者干咳少痰、失眠多梦者食用。煮粥时加些已用水发好的银耳，有滋阴润肺、养胃强身的作用，适用于肿瘤患者及同时患有高血压、高血脂及慢性支气管者食用。汤以西红柿蛋汤为佳，

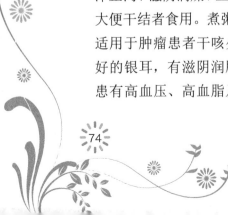

蛋白质及维生素丰富并有利于消化吸收。

秋季后期，用于凉燥的饮食养生方法要以祛寒滋润为主。饮食原则除滋阴润肺外还应适当增加蛋白质和热量较高的食物。食粥仍是主要方法，如梨粥、百合粥、银耳粥都可食用，还可增加一些瘦肉粥类，以补充蛋白质的消耗。还可进食栗子粥、桂花莲子粥、龙眼肉粥、红枣粥等、并多食一些温性的蔬菜水果，如南瓜、葱姜、香菜、大枣等。

1）立秋节气怎么养生

立秋的意思是指秋天的开始，从这天开始，时令进入秋季，气温由炎热逐渐下降，昼夜温差开始加大，中医认为，秋为肃杀。立秋的气候是由热转凉的交接节气，此阳气滞收，阴气渐长，是人体阴阳代谢出现阳消阴长，因此秋季养生，凡精神情志、饮食起居、运动以收为原则。

立秋之时，秋高气爽，应开始"早卧早起"。早卧以顺应阳气之收，早起使肺气得以舒展，但也应当保证足够的睡眠，以比夏季睡眠时间延长1小时左右即可。此时是初秋之季，暑热未尽，凉风又起，天气变化无常，衣着不宜穿衣太多，即俗话说的"春捂秋冻"。此时天气变化无常、冷热交加，脾胃容易在这样的刺激中发生不适。中医养生学提倡立秋开始每天早晨吃粥，粥是最利于健脾的食物，可以帮助脾胃滋阴，平衡健旺的阳气。秋季也是慢慢进入进补的好时节，调理脾胃有利于吸收更多营养。

2）处暑滋阴润燥

处暑是反映气温变化的一个节气，"处暑"表示炎热的暑天结束了，处暑过后天气转凉，中午热早晚凉，昼夜形成较大的温差，表现为"一场秋雨一场凉"的气候特征。这时夏季火热已经到头了，暑气就要散了。处暑也是温度下降的一个转折点，是气候变凉的象征，表示暑天终止。

秋天气候气燥，要多吃一些滋阴润燥的食物，避免燥邪伤害，也可以吃一些温补食物进行滋补、但要保持饮食清淡、不吃或少吃辛辣烧烤食物，如辣椒、生姜、花椒、葱、桂皮、酒等。少吃油腻的肉食，多吃含维生素的食物，如茄子、马铃薯、西红柿。多吃碱性食物，如苹果、海带及新鲜蔬菜等。此时可适量增加优质蛋白的摄入、如鸡蛋、瘦肉、鱼、乳制品及豆制品等。中医认为肺气太盛克肝木，而多酸可以强肝木，处暑后可以多吃山楂等水果。秋季还可以适当吃一些桂圆、红枣等补中益气的食物。

3）白露怎么防病养生

白露时分，天气转凉，地面水汽结露最多，甚至会出现一段阴雨连绵的天气。此时，天气越来越凉，很多人会出现手脚冰凉、尿频乏力的症状，中医认为是肾气不足造成的，所以白露要补肺肾之气。肿瘤微创治疗后的患者每晚睡觉前，建议用热水泡脚 15 ～ 30 分钟，泡到身体微微发热最好，同时在泡脚的时候，还可以同时用双手搓动耳朵，直至发热。这是简单易行的补肾气的方法。肾开窍于耳，而且耳朵有密集的反射区，联系着全身的每一个器官，所以常搓耳朵不只是在秋季天凉时的好方法，也是值得长期坚持的养生妙法。

肺主气，开窍于鼻。在白露节气，肿瘤患者易感染呼吸道疾病，尤其是鼻腔疾病、哮喘和支气管病，特别是那些过敏性体质的肿瘤患者。此时应尽量不吃鱼虾等海鲜和辛辣、酸咸、甘肥的食物。在白露后，饮食宜以清淡、易消化且富含维生素的食物为主。

4）秋分宜吃酸

古人云"秋分者，阴阳相半也，故昼夜均而寒暑平"。依我国阴历的秋季论，这一天刚好是秋季九十天的一半，因而称秋分。天文学上认为，北半球的秋天是从秋分开始的。秋分之后，开始昼短夜长，日夜温差也愈加明显，气温也越来越低。此时养生除了要早卧早起以顺应舒阳收阴，还应特别注意保养内守之阴气，在起居饮食上都要"养收"为原则。

秋季气候渐转干燥，日照逐渐减少，气温渐降，树木花草开始

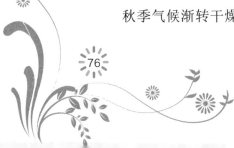

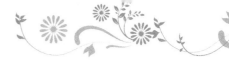

凋零，人们的情绪未免有些垂暮之感，常觉悲戚。此时，应保持神志安宁，收敛神气，以适应秋天容平肃杀之气。同时也可以进行登山、散步、太极等舒缓身心的户外健身运动。

中医理论认为，秋属肺金，酸味收敛补肺。辛味发散泻肺，所以秋日宜酸不宜辛，要少食葱、姜等辛味之品，适当多食酸味甘润的果蔬。此外，秋燥易伤津液，会产生鼻咽口唇干燥及干咳、声嘶、皮肤干裂、大便燥结等燥症，可多选用甘寒滋润之品，如芝麻、百合、银耳、山药、莲藕、秋梨、鸭肉等润肺生津、养阴清燥的食物。此时在家煲一些滋养的汤也是不错的选择，如青萝卜陈皮鸭汤、玉竹百合瘦肉汤等。

5）寒露防治口干咽燥

古代把"露"作为天气转凉变冷的标志。古人认为，寒是露之气，先白而后寒，是气候将逐渐转冷的意思。白露节气后，气候转冷，开始出现露水，到了寒露，则露水日多，气温更低了。此时我国北方已呈深秋景象，偶见早霜，南方也秋意渐浓。寒露之后，气温下降，空气干燥，感冒病毒的致病力也增强，成为季节流行病之一。此时要适当多添衣物，注意早晚保暖，肿瘤患者尤其要注意，要合理安排好日常的起居生活，注意预防感冒，以免感冒引发气管炎、肺炎，进一步诱发肿瘤的复发转移等。

在饮食方面，应该在平衡营养的基础上，根据体质适当多食甘润的食品，这样既可以补脾胃，又能养肺润肠，还可防治咽干口燥等症。寒露后可适当多吃以下食物：胡萝卜、冬瓜、莲藕、银耳、豆类、菌类等，水果则可吃一些梨、柿、香蕉等。早餐应吃温食，最好喝些热的药粥。粳米、糯米均能极好的健脾胃，如沙参粥、生地粥、黄精粥等。肿瘤此时患者应多吃些红枣、莲子、山药等食品。

6）霜降宣肺

霜降节气时，天气已较冷，开始有了霜冻，霜降是秋季的最后一个节气，具有承秋启冬的意义。此时，人体的气血开始收敛，即将进入以"藏"为主的养生季节。由于天气渐冷，肿瘤患者也可以适当做一些体育运动，一方面可以起到暖身的作用，另一方面也可以增强机体的免疫能力和抗病能力，也可以使肺部反复扩张运动，利于身体健康。也可以配合深呼吸，做一下扩胸运动，对于肺的保健效果更好。还有一个简单的小运动，可以双手轻拍小腿外侧，同时做叩齿运动，这也是秋季养生中简单易操作且随时随地都可以做的小运动之一。

在饮食方面，可以多吃一些芝麻、核桃、栗子等坚果类食物，还可以多吃一些梨，鲜藕、银耳、蜂蜜、绿豆等食物。在这个秋季的最后一个节气，煮一些滋补的糖水进行滋养也是很好的选择。如冰糖黑木耳糖水，木耳和冰糖按照1∶3的比例，取适量放入砂锅中，加水同煮至烂即可。黑木耳具有润肺补气血，冰糖性平味甘、补中益气，和胃润肺，止咳化痰，所以冰糖与黑木耳同食，能更好地起到滋润作用。

（4）冬季补肾

冬，属水，主肾，应太阴，气候主冷，有立冬、小雪、大雪、冬至、小寒、大寒六个节气，为农历的十月、十一月、腊月，相对应的阳历是12月、1月和2月。冬季是收藏的季节，为肾气所主，因此，冬季的养生总原则是补肾。冬季气候寒冷，是万物生机潜伏闭藏的季节，此时天寒地冻，万物凋零，一派萧条的景象。

"逆冬气则少阴不藏，肾气独沉"。冬天若违背了养生之道，少阴不能闭藏，少阴之气，内通于肾，所以少阴不伏，肾气独沉。

传统养生学认为，寒为冬季之主，养生的原则为避寒就暖，敛阴护阳，以收藏为本，是一年中进补的最好时节。现代医学也认为，人体在冬季时受到寒冷天气的影响，甲状腺、肾上腺等内分泌腺的分泌功能明显增强，以促进机体产生热量抵御寒冷。冬季应多进食一些五谷杂粮，同时补充足够的蛋白质、维生素、矿物质和适量的脂肪，或者多进食一些偏于温热性的食物，特别是吃些温补肾阳的

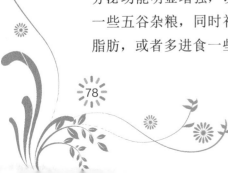

饮食，以增强机体的御寒能力。

1）立冬时节要大补

立冬是一个承上启下的节气，习惯上，我国人民把这一天当作冬季的开始。冬，在甲骨文中作为终了之意，到了晚周则演变为太阳被封闭的形象，直至《月令七十二候集解》中对冬的解释是："冬，终也，万物收藏也。"因此，立冬代表秋季的终结，冬季的来临，应以"藏"作为养生原则。民谚称"冬季进补，春季打虎"。意思是说在冬季适当进补，来年春季可以强壮得像武松一样去打虎。如今虎是不让打了，但冬季进补有益于增强体质还是有道理的。由于我国幅员辽阔，尤其是在冬季，各地区温差较大，在进补时也应当根据各地区的气候特点进行针对性的滋补。东北地区气候寒冷，饮食以温热为主，如牛、羊肉等；西北地区寒冷干燥，饮食应以温热滋润为主，如肉类及蔬菜水果等；东南地区较温暖，可多食用甘温的鸡、鸭、鱼、肉等；西南地区温暖潮湿，应当食用一些甘温辛散的鱼禽和麻辣食物等。

从中医角度出发，多吃一些温热的食物有利于抗寒防病，如五谷杂粮、豆类、蘑菇、牛羊鱼肉等。立冬的饮食禁忌重点是少吃寒凉性的食物，不吃冷饮。如西瓜、黄瓜、苦瓜、西红柿等寒凉性质食物，要尽量少吃，吃时也应适当采取减少寒凉性质的做法，如西红柿、黄瓜可以炒熟吃。脾虚气虚的肿瘤患者多表现为乏力气短、厌食腹胀、便溏怕冷，在立冬后可选用健脾益气的食物，如糯米、扁豆、胡萝卜、山药、大枣、栗子等。阳虚体质的肿瘤患者立冬后四肢冰凉、怕冷，饮食可选用牛、羊肉、鸡肉、大枣和桂圆等进补。

2）小雪防瘙痒症

小雪，从字面上解释，指我国北方已经开始降雪，但还不到大雪纷飞的时节，所以叫小雪。小雪之后，气温下降较多，冬季的感觉已经开始明显。在冬季，人们容易患上冬季皮肤瘙痒症，又称为冬痒症。冬痒症是一种季节性的疾病，是人体随气候变化产生的不适反应，多见于老年人，也可见于体弱的肿瘤患者。这主要是因为冬季气候干燥寒冷、皮肤新陈代谢不畅，皮脂腺和汗腺分泌物减少，皮肤失去滋润。随着年龄的增长，人的皮肤也会逐渐老化，变得干燥萎缩，弹性下降，难以润泽，所以老年人更易发生冬痒症。其他诸如精神焦虑、抑郁、情绪不稳、冷热刺激、烟酒及辛辣食等，也可引起冬痒症。为了防治冬痒症，首先，洗澡时应尽量少用碱性大的香皂，宜适当减少洗澡的次数以减少皮肤油脂的丢失。其次，多做护肤保养，特别是在洗澡后，应使用一些含有一定油脂和营养成分的滋润性护肤品，以增加皮肤油脂的润泽，减少干燥气候对皮肤的影响。在衣着方面，要尽量选用棉质制品，特别是内衣和被褥，一定要用纯棉制品，尽量减少衣物摩擦静电对皮肤的刺激。在饮食方面，要忌辛辣，尽量不食或少食辛辣等刺激性食物，如辣椒、葱、姜等，可以吃一些清淡的食物，适量多吃含维生素和膳食纤维素多的粗粮、萝卜、青菜等，还要使大便通畅，减少有害物质的吸收，能减轻体内毒素对皮肤的侵害。

3）大雪时节养生做什么

大雪节气，并不是说大雪后会有很大的降雪量，而是指降雪要比小雪更多。《月令七十二候集解》中说的"至此而雪盛也"正是此意此时阴气大盛，正所谓盛极而衰，大雪时节阳气已开始萌动。大雪天气更寒冷，降雪后路面湿滑，容易跌伤。此时人们出行，更要注意防滑防跌，体弱的肿瘤患者更要注意。冬季由于气温下降，人们停留在室内的时间越来越多，很多人为了保暖关紧门窗，这样的防寒方式其实是错误的，会使得屋内空气无法交换，污染严重。因此，冬季应时常开窗，通风换气，以清洁空气，提神醒脑。另外，睡眠上应当早卧晚起，早卧以养阳气，晚起以固阴精。在睡前也可用温热的水泡脚，平时也应注意做足部的运动，可多走走路，穿保暖透气舒适的鞋子。

从中医养生学上讲，冬季进补应以温热的食物为主，但这并不

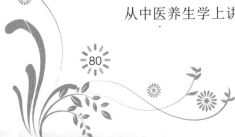

是说，此时就要与凉性食物彻底划清界限，冬季人们大部分时间都在室内度过，此时气候严寒，空气干燥，人们活动量减少，体内积热不易散发，再加上食用的食物以温热为主，因此非常容易出现上火的症状。所以，在冬季不妨适当摄入冬瓜、黄瓜、芹菜、香蕉、梨等凉性的蔬果可以调节体内寒热的平衡。

4）冬至防中风

冬至这一天，阳光几乎直射南回归线，这一天是我国黑夜最长的一天，由于气候条件，人的活动量减少，寒冷使全身血管痉挛收缩，血流阻力增大，血压升高，容易引发出血性心脑血管疾病。另外，由于冬季气候较为干燥，尤其是在北方，人们的饮水量较少，血容量减少，容易引发缺血性脑血管疾病。冬季是脑血管疾病的高发季节，其中又以中风居多。所谓中风，又称脑卒中，主要临床表现为突然昏倒、不省人事，伴有口歪眼斜、半身不遂、语言不利等症状。而中风有可能严重影响肿瘤患者的生活质量。

中医认为，中风多于肝脏有关，情绪过于激动后发生中风的概率要大得多，因此在容易发生中风的季节里要注意调整情绪，避免过于生气、激动，另外在饮食上可多吃些具有平肝作用的食物，如养肝阴的麦冬、天冬，性酸养肝的山楂、橙子，还有海制品等，此外，在起居生活上，冬季可在每日起床后空腹喝一杯温水稀释血液，注意身体保暖，起床下蹲等动作不宜过猛，都可减少中风的发生。

在中风发生前数分钟、数小时乃至数日内常出现各种兆状，俗称小中风。小中风为中风敲响了警钟，患者要在发现有小中风迹象时，采取相应的治疗措施，可有效控制中风患者的死亡率和致残率。小中风的症状主要包括以下几点：①一过性眼睛发黑；②短暂性神经功能障碍，主要表现为单侧肢体瘫痪、发音障碍、吞咽困难、感觉障碍、记忆力丧失等，持续时间为数分钟或数小时（一般不超过24小时），可逐渐恢复正常；③剧烈头痛；④眩晕；⑤频繁打哈欠；⑥鼻子频繁出血。缺血性脑卒中患者可及时应用溶栓药物治疗，但必须在 3 小对内实施才能发挥理想效果。另外，如果发生了中风，应迅速就地抢救并及时拨打急救电话。在送往医院前搬动患者也要特别讲究搬运方法，动作要轻柔，要注意保护头部，尽量避免头部多动，可在头部做冷敷，四肢要注意保暖，保持呼吸道畅通。呕吐患者应及时清除口腔及喉部的呕吐物，头应偏向一侧避免口腔分泌物。误入呼吸道或堵塞气管，切记避免颈部屈曲。患者最好是固定在担架上抬运。

5）小寒时节怎么吃

小寒以后，开始进入寒冷季节。冷气积久而寒，小寒是天气寒冷但还没有到极点的意思。人们常说"冷在三九，热在三伏"三九天就在小寒节气里。

中医认为，寒属阴邪，最寒冷的节气也是阴邪最盛的时期。从中医的食补角度出发，在此时应当进食一些温热食物以补益身体，防御寒冷气候对人体的侵袭。特别要提出的是，小寒时节正是吃麻辣火锅、红焖羊肉的好时节。这两道菜所用的主料都是羊肉，而羊肉属于温热食物，调料中的花椒、辣椒等都属于热性食物，一起食用不仅有补益作用，而且使人发热，可以增加身体热能，有助于提高机体的御寒能力。但需要注意的是，羊肉、辣椒等都是大热的食物，虽是在冬季食用，也可能导致上火，因此在吃肉的时候，一定要多配一些蔬菜来食用。另外，根据不同地区的冬季气候特点，进补也要有所不同。重庆等西南地区湿度大，吃麻辣火锅比较合适，可适当多吃；但北方相对寒冷干燥，吃麻辣火锅太多容易上火，因此要适量食用，切勿吃得太多。

6）大寒减少进补

古人称："寒气之逆极，故谓大寒。"大寒正值三九刚过，四九之初，是一年之中最寒冷的时期。大寒的饮食养生原则与小寒基本相同，也应以温补为主。但由于大寒已经是一年之中最后一个节气，与立春相交，所以在饮食上，与小寒还是有所区别。

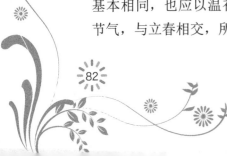

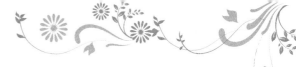

首先，冬三月的进补量应该逐渐减少，以顺应季节的变化。其次，大寒在进补过程中应该适当增添一些具有升散性质的食物，为适应来年春天的升发特性做准备。常见的具有辛温解表、发散风寒的食物，有紫苏叶、生姜、大葱、辣椒、花椒、桂皮等。如因外感风寒而轻度感冒时，可以用生姜加红糖煮水食用，有较好的疗效。

大寒期间可食用传统的八宝饭，主要用糯米、大米、赤小豆、薏米、莲子、枸杞子、桂圆肉、大枣等。将赤小豆、薏米、莲子、清水洗净泡 2 小时，再加大米、糯米、红枣等，旺火蒸熟，加白糖适量即可食用。八宝饭有健脾益血、养血安神的作用，更适用半身体虚弱、倦怠乏力等气血两虚的肿瘤患者。

（5）长夏

长夏，属土，气候主湿。长夏有两种说法，一是指四时夏季中的最后一个月；而中医学中的长夏是指春夏秋冬换季的最后 18 天。

《内经·素问·太阴阳明论》云："脾者土也，治中央，常以四时长四藏，各十八日寄治。"就是说脾主长夏，即每季的最后 18 天。正如著名明代大医学家张景岳所说："春应肝而养生，夏应心而养长，长夏应脾而变化，秋应肺而养收，冬应肾而养藏。"

中医藏象学说认为脾胃为土。人食五谷经过脾胃的运化而生成的水谷精微之气，即为后天之气。传统中医认为，胃为后天之本，有"胃气"则生，无"胃气"则死。脾胃之气为后天太极，是生命所必需的。中医有"补脾胃，养五脏"的治疗法则。

《黄帝内经·素问·灵兰秘典论》云："脾胃者，仓廪之官，五味出焉。"指出脾胃好比粮仓，是供给身体营养的源泉。

脾，对应的是口唇四周、肌肉。　脾开窍于口，主肌肉四肢。脾的功能正常，人的食欲才能正常，口也能准确地分辨出各种味道，全身的肌肉坚实均称、富有弹性，四肢的运动功能也会强劲有力。

法国有个抗击厌食症的"皮包骨"模特伊莎贝尔·卡罗，她原来是一名喜剧演员，13 岁患上厌食症，什么东西都吃不下，她的脾胃粮仓已经空空的了，供给身体营养的源泉日渐枯竭。身高 1.65 米的她，体重却只有 30 千克左右。可惜年仅 28 岁的她，就因此而失去了生命。

因此，要想身体健康，首先要把脾胃调养好。只有脾胃好了，才能把吃喝进去的饮食物及时化生成营养物质输送到全身各部组织器官，才能真正实现营养好、身体壮。

3. 春夏养阳，秋冬养阴

《黄帝内经》云："夫四时阴阳者，万物之根本也，所以圣人春夏养阳，秋冬养阴，以从其根，故与万物沉浮于生长之门，逆其根，则伐其本，坏其真矣。故阴阳四则者，万物之终始也，死生之本也。逆之则灾害生，从之则苛疾不起。"这是对古人四时养生的阐述，反复地说明了阴阳在万物生长中的重要性，万物生于春，长于夏，收于秋，藏于冬，这是由四时阴阳的变化规律来运行，所以说四时阴阳就是万物生长的根本，也是万物之所成始成终，为死为生的根本，这个规律是不允许违背的。所以圣人能顺应着这个规律来春夏养阳，秋冬养阴，这样就能从根本上做好养生，使机体不生病或少生病，生病也能早恢复。

4. 治未病

《素问·四气调神大论篇》中"是故圣人不治已病，治未病，不治已乱，治未乱，此之谓也。夫病已成而后药之，乱已成而后治之，譬犹渴而穿井，斗而铸锥，不亦晚乎？"这是说病已成不及治，乱已成不及平的意思，应当早做预防，不必等到生了病再去治疗。怎样才能预防呢？就是要掌握四时调摄精神，以养生长收藏之气，才是个好办法。

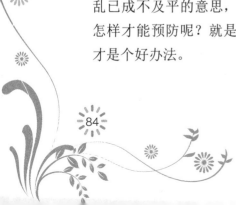

Part 12
肿瘤微创康复的适度运动

　　俗话说"生命在于运动"，"流水不腐，户枢不蠹"，运动就是生命之源；然而，中医主张任何事情都要适度、适量及张弛有度。具体问题具体分析，肿瘤微创治疗患者因身体的某一脏器或部位受到外界微创的作用而经常显得气虚，为避免这一脏器或部位再次受到损伤，则不宜过度剧烈运动，运动要适度。

1. 适度运动的益处

　　肿瘤微创患者可以做些类似"闲庭散步"的适度运动，尤其是对肝癌以及胃肠道肿瘤患者。《黄帝内经》中"不妄作劳""形劳而不倦""劳倦内伤"也就是说不要违背自然规律而劳作，劳作也要适度，不能过劳而伤形体以致病。肿瘤微创患者也要因人而异，视病情而定来选择适度运动，不要违背常规而使病情加重。《内经·素问·宣明五气》中有"久卧伤气，久坐伤肉"的记载，指出长时间卧着或坐着，少于运动，会使经络气血瘀滞不畅，人的肌肉筋骨等也会萎靡不振，久而久之人的精、气、神都会随之逐渐削弱，导致疾病的产生。

　　肿瘤微创患者需要"常锻炼、量力行、勿过劳"的理念，如治疗后不能大跑可以慢步；可以每天闲庭10小步，量力而行，逐渐增加，尽量不要使身体疲倦，最终达到身体康健的目的。

2. 适度运动的精髓

　　《黄帝内经》中在讲到以"动"养形体的同时，还讲到以"静"养神，并有大喜伤心、大悲伤肺、大怒伤肝、过恐伤肾、过思伤脾之说，五脏所产生的精神活动反作用于五脏从而影响生理活动。只要情感表现过于激烈，定会对身体产生损伤。"动"在古代主要有太极拳、八段锦、五禽戏等，都要求在实际运动中做到呼吸均匀和缓，用腹式呼吸调节呼吸的平缓和深度。南北朝时期陶弘景提出了"六字诀"

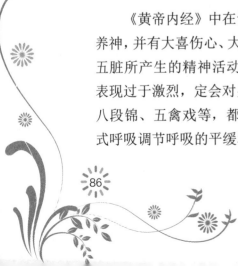

纳气法，谓吸也，吐气六者，谓吹、呼、唏、呵、嘘、呬，皆出气也……委曲治病，吹以去热，呼以去风，唏以去烦，呵一下气，嘘以散寒，呬以解极。

肿瘤微创患者在做适度运动时，应将全部的精力集中在运动上，如慢跑，很多人早上跑步喜欢一边跑一边聊天，或者四处张望，这很容易受外界影响而扰乱心神，其实是一种极不健康的运动方式。正确的做法应该是，开始跑步时要注意调匀呼吸，让自己的四肢运动与呼吸频率和谐统一；身体活动开以后集中精力，思维放开，争取什么也不要想，也不要让其他负面的消极的事件影响到自己，这样才能达到运动的本质目的。

动静结合是适度运动的精髓，只有静下心来，排除杂念，使精神充分放松，才能做好"动"与"静"的和谐统一，以达到内练精气神、外练筋骨皮的目的，使精神和形体达到最佳结合状态。

3. 传统养生的适度运动

（1）华佗五禽戏：著名东汉医学家华佗根据中医原理，模仿虎、鹿、熊、猿、鸟等五种主要动物的动作和神态而编创的一套"五禽戏"，是世界上最早的体操运动。在2011年5月23日，这套"华佗五禽戏"经国务院批准列入第三批国家级非物质文化遗产名录。

五禽戏是通过模仿五种主要动物的动作组成，五禽戏又称"五禽操""百步汗戏"等。据传华佗的徒弟吴普依法锻炼，达到百岁高龄时依然耳不聋，眼不花，牙齿完好，思维清晰。

据《中国传统健身养生图说》记载，华佗五禽戏包括虎戏、鹿戏、熊戏、猿戏、鸟戏五种仿生导引术，是一种仿生医疗健身体操，是历代宫廷最重视的体育运动之一。五禽戏不仅能强壮患者的脾胃，促进消化，还能改善心肺功能，增强机体的免疫力。肿瘤微创患者练习时应该根据自己的情况量力而行，适度运动，并非需要全部完成，以免出现意外受伤。

（2）太极拳：有一说法，太极拳由元末明初武当道人张三丰创立的"太极十三势"发展而来，由李连杰主演的电影《太极张三丰》就由此野史事件改编而来。

太极拳主要是通过呼吸、仰俯、手足屈伸的形体运动，使人体各部血液精气流通无阻，从而促进身体的健康。肿瘤微创患者在周身完全放松的条件下，适度演练太极拳，可使心气旺盛，心血充盈，脉道通利，心主血脉的一切功能正常发挥，血液在脉管内正常运行，起到练拳养生的作用；否则，患者气血不足，引起推动血液运行循环的力量减弱，脉道堵塞，产生病变，不利于身体健康。

（3）八段锦：八段锦起源于北宋，至今已经有八百多年的历史了。南宋洪迈所著的《夷坚志》中："政和七年，李似矩为起居郎……尝以夜半时起坐，嘘吸按摩，行所谓八段锦者。"八段锦有坐势和立势之分，顾名思义有八段功法，动作柔和缓慢，松紧结合，动静兼容。八段锦的功法具有疏肝理气、健脾理气，增强免疫和体质，促进自身健康的调节。八段锦的功法不受时间、器械、场地和天气的影响，适宜中老年人、亚健康人群，以及体质虚弱的康复患者习练，尤其是肿瘤患者。

（4）气功：《黄帝内经》记载"提挈天地，把握阴阳，呼吸精气，独立守神，肌肉若一""积精全神""精神不散"等修炼方法是气功的雏形。《素问·异法方宜论》的"痿厥寒热，其治宜导引按跷"，而散见于历代名家著作中的静坐、坐忘、禅定、胎息、行气、服气、调气、周天、内丹等也都属于气功的内容。"气功"一词，最早见于晋代道士许逊所著《净明宗教录·松沙记》中。湖南长沙马王堆汉墓出土的文物《导引图》是最早的气功图谱，其中绘有 44 幅图像，是古代人们用气功防治疾病的写照。

气功是人们在生产生活和医疗保健等多种实践中，逐渐总结而形成的。气功除了有保健作用外，也有治疗疾病的作用。如果患者选择气功作为辅助疗法，那么应根据不同的疾病选择不同的气功。

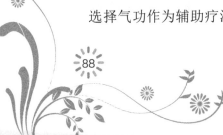

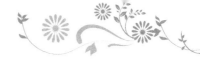

如胃溃疡胃病患者可练习内养功；肿瘤患者可选择行步功或郭林新气功、自控气功等；高血压、神经衰弱及疼痛患者可选择放松功；卧床不起的患者，可选强壮功，以培补元气；老人做气功的好处还可以对颈肩病的患者起到利于颈肩功能作用的恢复。

练习气功讲究内练与外练的结合，以内练为主。气功运动，就是通过有意识的自我身心调整，来达到养生保健、防病治病的锻炼目的。

五禽戏、太极拳、八段锦、气功等都是众所周知的传统养生运动，但有些动作套路多，难于记忆，即使养生，学起来也要费一番功夫，而且锻炼时要花费不少时间，其实，学习时捡一些方便易学，符合传统养生之法的运动即可，做到简单易学，又便于运用。此外，还有其他方面的日常运动。

（5）其他运动

1）拍打左右肩预防颈椎病

颈椎病都是因为姿势不变，肌肉长时间固定，毛细血管闭塞，造成肌肉、韧带、骨骼损伤。只要让毛细血管打开，血流改善，酸痛就能缓解。可遵循经络养生做运动，沿经络走向，轻轻地拍拍打打，就能够起到缓解不适的作用，而动作可以是最简单的，右手拍左肩，左手拍右肩，每边各拍50次，力度要适中，以感到肩部有击打感为佳。这个动作，如果是年轻人，从肩胛骨处拍起更好，老年人拍肩部和上臂即可。

2）深呼吸调整自主神经紊乱

许多中青年人深受自主神经紊乱之痛，头晕头疼，精神、体力不济，蹲一会儿站起身会眼前发黑，甚至还晕倒。还有些人睡不好觉，浑身难受，这些都是因为体内气血经络不通造成的。一个简便的方法，5分钟就能搞定，做深呼吸，采用胸式呼吸和腹式呼吸。通过深呼吸锻炼横膈肌，增加氧气供应，改善肠胃功能，保护内脏。还要经常练习下蹲后站起，每回5次至10次。体位的变化，可以有效锻炼交感神经和副交感神经。

3）梳头

现代脑力劳动者常苦恼于用脑过度导致脱发，历代许多文豪墨客也饱受脱发之苦。宋代大文豪苏东坡曾一度脱发，受名医指点后坚持早晚梳头，"梳头百余下，散发卧，熟寝至天明"不久就阻止了头发脱落。此外，头部的许多经络受到手指的按摩，能达到经络畅达，对于肌肉紧张性头痛、神经性头痛，偏头痛、失眠等可起到缓解作用。

4）刷牙

自古以来中国人非常注重牙齿的健康，留下了许多口腔清洁与保健的经验和方法。最早的牙刷随着佛教传入中国。东汉《佛说温室洗浴众僧经》中讲到洗浴所需的七种用具，其中"六者扬枝"是将杨枝的一端打造成刷状蘸药或香料刷牙。还有直接嚼杨柳嫩枝清洁牙齿的，即"晨嚼齿木"。至南宋，民间已经可以买到批量生产的牙刷，即用骨、角、竹、木等材料做成握柄，一端钻毛孔两行，刷毛为马尾、古代漱口普遍采用含漱法，几乎和现在的牙刷外观一致。用的漱口剂有酒、醋、盐水、茶及清水等。在刷牙时，牙刷可以通过刷毛对牙齿、牙龈、牙床进行刷动，舌头和牙床等还会随着牙刷的运动上下左右进行运动。因此，刷牙不仅是对口腔的清洁，还是口腔的运动。另外，也可以在刷牙后进行叩齿，借以运动牙齿，从而达到保健牙齿和口腔的目的。

4. 什么时间适宜做运动

对于健康而言，从什么年龄开始运动都有效，有时间多锻炼，没时间少锻炼，只要动起来就好，哪怕只是一招一式。到底什么时间锻炼好？这是一个有争议的问题。运动养生注重两方面：一是持久。只有持之以恒地坚持运动，才能达到良好的养生效果。要做到这一点，就是给自己制订一个运动计划，每天按照运动计划来实行，

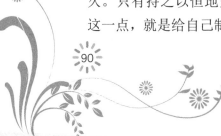

长期坚持下来，习惯成自然，运动就成为你生活中的一部分了。

有研究显示，1时～4时是人体休整的时间，此时肌肉完全放松，血压、脑部供血量、脉搏会慢慢减少；5时～7时，机体开始苏醒，这时候起床很快就会精神饱满，尤其是7时的时候，肾上腺皮质激素分泌进入高潮，免疫功能会加强，这时候适合运动；8时～12时，是神经最兴奋的时候，人的记忆力、心脏活力、热情全部处于最佳状态，所以这段时间适合工作、学习或出游，不要做运动；13时～16时，尤其是春天和夏天，人容易疲劳、犯困，这时候最好休息。不要在午饭后做大量运动；17时～20时，人的体力和耐力是一天中的最高峰，是运动的最佳时间，此时运动会达到非常好的效果，而且对睡眠相当有利；22时左右，人的体温开始下降，睡意会慢慢袭来，身体的功能趋于低潮。不适合再做剧烈运动。

也就是说，每天7时～12时、17时～20时是人体肌肉速度、力量和耐力处于相对最佳状态的时间，若在此时间里进行健身锻炼和运动训练，将会达到更好的效果。而人体的状态在13时～16时则处于相对最低状态，如果在此时间里从事体育运动，易出现疲劳，而且机体负荷量过大时发生运动损伤的概率大。这说明，人们应该根据客观条件的可能性，尽量选择相对最佳时间去从事体育活动，以期收到好的健身和训练效果。

5.怎样运动才算适量

运动需适宜，不宜过度。每个人的身体都有一个最佳的运动量，要根据自己的体能状况和健康状况找到适合自己的运动量和运动方式。对于运动量的把握，肿瘤患者可以通过循序渐进的方式，直到找到最适合自己的运动量。一些肿瘤患者，需要针对性的运动，也可参考医生或健康专家的意见。

所谓运动适量，是指每个人要根据自己身体的具体情况选择合适的运动量，不同年龄阶段、不同身体状况的运动量标准也不同。

运动量不够就达不到养生健身的目的，运动量过大，反而可能会伤及身体。运动的适量，是符合中国传统养生的"天人合一""坤庸之道"的，需要因人制宜，还应该循序渐进，开始运动的时候不要太剧烈，以后逐步地增加运动量。

运动适量的计算标准

（1）儿童及少年时期：（200－年龄）×0.75=心率的上限，（200－年龄）×0.65=心率的下限。

（2）青年时期：（220－年龄）×0.85=心率的上限，（220－年龄）×0.65=心率的下限。

肿瘤患者简单测定运动是否适量的一般采用老年人的标准：年龄＋脉搏=170。也就是说，一个60岁的老年人或肿瘤患者当运动时脉搏的次数为110次，运动后在1小时内能恢复至正常，说明其运动量是合适的。如果脉搏高于110次，运动后1小时不能消除疲劳，说明运动量偏大，应适当减少其运动力度。如果觉得这个方法比较复杂，我们还有一种相对简单的方法。

（3）四周定量法：以慢跑为例，一开始跑步，达到身体稍微出汗，呼吸急促，刚有一点难受为止。按照这个标准，坚持下来，逐渐增加运动时间和强度。大约2周时，就能达到一个最适合机体的强度，再坚持2周做调整，就能得到最适合机体的运动量了。衡量运动是不是过量，还有一个最简便的办法就是谈话实验，如果运动的过程中喘得都说不上话了，就说明运动过量了。

一般来说，大多数传统运动养生方法的运动量较为适中，特别是简式太极拳，其架势平稳，舒展轻柔，动静相宜，刚柔相济，形气相随，圆活自然，形神兼备，运动量适中，尤其适合于肿瘤患者进行身体锻炼。

6. 做运动有何禁忌

（1）吃药之后不要剧烈运动：普遍地说，消炎止痛、感冒止咳

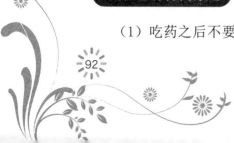

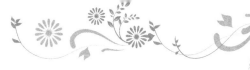

或其他含有抗生素成分的药品，在药力发生作用后，多半会让感觉器官变得反应迟缓，对运动相关的器官，像肌肉、骨骼、运动神经等也有些许负面作用。例如，肌肉变得较松弛、运动神经受到牵制作用而无法灵敏地反射运动等，这些情况下如果运动的强度超过机体负荷，很容易发生运动伤害。

（2）酒后不要运动：酒精成分会影响神经中枢，减弱其指挥身体器官进行运动的协调性，在无法控制运动肢体灵活运用的情况下，可想而知是极容易发生运动伤害或其他意外事故的。再则，在喝酒初期，也许人还感受不到酒精的作用，以为此时运动也无所谓，然而运动会加速身体各组织器官的血液循环，自然也会让酒精更迅速地发挥作用，所以法律才会禁止酒后开车，酒后不要运动也是同理可证了。

（3）睡眠不足、疲劳时不要运动：睡眠不足或疲劳时，人体的骨骼、肌肉运动收缩的能力和应变能力会变差，也由于新陈代谢减缓，而容易累积过多的毒素和废弃物，此时运动反而会让人觉得更加疲累，同时运动时常发生的体内氧气、养分供应不足，会让困顿的身体更是雪上加霜。此外，由于身体劳累会造成肌肉无法灵活运动、注意力不集中及协调力变差。曾有研究统计显示，睡眠不足及疲劳是运动伤害发生的主因之一，所以当睡眠不足或过度疲劳时，还是先补足睡眠比较实在，不要寄望以运动来消除疲劳。

7. 剧烈运动后有何禁忌

（1）一忌立即休息：剧烈运动时人的心跳会加快，肌肉、毛细血管扩张，血液流动加快，同时肌肉有节律收缩会挤压小静脉，促使血液很快地流回心脏。此时如立即停下来休息，肌肉的节律性收缩也会停止，原先流进肌肉的大量血液就不能通过肌肉收缩流回心脏，这样会造成血压降低，出现脑部暂时性缺血，引发心慌气短、头晕眼花、面色苍白，甚至休克昏倒等症状。所以，剧烈运动后要做一些小运动量的动作，等呼吸心跳基本正常再停下来休息。

（2）二忌马上洗浴：剧烈运动后人体为保持体温的恒定，皮肤表面血管扩张，汗孔张大，排汗增多，以方便散热，此时如洗冷水浴会因突然刺激，使血管立即收缩，血液循环阻力加大，同时机体抗病能力降低，人就容易生病。而洗热水澡则会继续增加皮肤内的血液流量，血液过多地流进肌肉和皮肤中，导致供血不足，轻者头昏眼花，重者虚脱休克，还容易诱发其他疾病。所以，剧烈运动后一定要休息一会儿再洗浴。

（3）三忌暴饮止渴：剧烈运动后口渴时，有的人就暴饮凉开水及其他饮料，这会加重胃肠负担，使胃液稀释。这样既降低了胃液的杀菌作用，又妨碍对食物的消化。而喝水速度太快也会使血容量增加过快，突然加重心脏的负担，引起体内钾、钠等电解质发生一时性紊乱，甚至出现心力衰竭、胸闷腹胀等。故运动后不可过量过快饮水，更不可喝冷饮，否则会影响人体的散热，引起感冒、腹痛或其他疾病。

（4）四忌过量吃糖：有的人在剧烈运动后觉得吃些甜食或糖舒服，就以为运动后多吃甜食有好处，其实运动后过多吃甜食使体内的维生素 B_1 大量消耗，人就会感到倦意、食欲不振影响体力的恢复。因此，剧烈运动后最好多吃一些含维生素 B_1 的食物，如蔬菜、肝、蛋等。

（5）五忌饮酒除乏：剧烈运动后人的身体机能会处于高水平的状态。此时喝酒会使身体更快地吸收酒精成分而进入血液，对肝、胃等器官的危害就会比平时更甚，长期如此可引发脂肪肝、肝硬化、胃炎、胃溃疡、痴呆症等疾病。运动后喝啤酒也不好，它会使血液中的尿酸增加，使关节受到很大的刺激，引发炎症，造成痛风等。

（6）六忌吸烟解疲：运动后吸烟会使人体新陈代谢加快，体内各器官处于高水平工作状态，而使烟雾大量进入体内，还会因运动后的机体需要大量氧气又得不到满足，而更容易受一氧化碳、尼古丁等物质的危害。所以说，此时吸烟比平时吸烟对人体的危害更大，同时氧气吸收不畅还影响机体运动后的恢复，让人更容易感到疲劳。

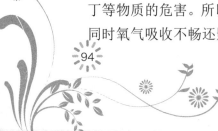

Part 13

中医通经络与肿瘤微创康复

1. 通经络有什么作用

中医认为我们人体是一个有机的整体，经络对脏腑、四肢关节、五官、九窍等既有连接作用，又是气血运行、输送营养的通路，更是人体最高的综合调控系统。正是经络系统的连接和整体调控作用才使人体成为协调统一的有机整体，保证了人体的正常生理活动。经络不仅是气血运行的通路，脏腑病变亦可循经络传递，反映到体表，体外之病气也可以循经络内传脏腑，不同经络的病变可引发不同的症状。

中医的经脉分阴经，阳经两大类，督脉是阳经的统帅，调节全身阳经的经气，与脑、脊髓、肾功能有关。任脉是阴经的统领，调节全身阴经的经气，与妊娠有关。十二正经分别直接与五脏六腑相连，是全身气血运行的重要通道。其中，与五脏相连的为阴经，包括手三阴经（手太阴肺经、手厥阴心包经、手少阴心经）、足三阴经（足太阴脾经、足厥阴肝经、足少阴肾经）；与六腑相连的经脉为阳经，包括手三阳经（手阳明大肠经、手少阳三焦经、手太阳小肠经）、足三阳经（足阳明胃经、足少阳胆经、足太阳膀胱经）。十二正经与任督二脉中脏腑经络气输注于体表的部位称为"穴位"，经脉、穴位可以反映本经及所属脏腑的病症，也可以治疗本经及所属腑脏的病症，以及经脉循行及穴位所在部位的病症。

2. 十二经及任督二脉的循行主治和保养方法

（1）手太阴肺经的循行主治和保养方法

手太阴肺经走向：从胸沿手臂内桡侧走至手拇指少商穴。能调节呼吸系统功能、泌尿系统，从而治疗呼吸系统疾病，皮肤疾患，肩臂内侧疼痛。每天沿着手太阴肺经循行部位由上向下按摩，重点按摩中府、云门、尺泽、列缺、太渊、鱼际、少商穴，每穴按揉5分钟，直到有微微的麻胀感为佳，能调节呼吸系统的功能，有预防感冒的功效（图13-2-1）。

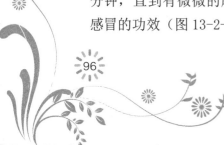

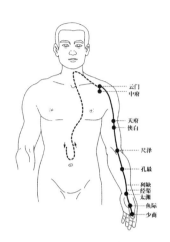

图 13-2-1 　手太阴肺经穴位

（2）手阳明大肠经的循行主治和保养方法

手阳明大肠经走向：从手食指商阳穴沿手臂外桡侧走至头面鼻外迎香穴，能调节呼吸系统、消化系统功能，从而治疗消化系统、呼吸系统、头面五官疾病，颈肩臂痛。每天沿着手阳明大肠经循行部位由下向上按摩，重点按摩商阳、合谷、手三里、曲池、肘髎、天鼎、扶突、禾髎、迎香，每穴按揉 5 分钟，直到有微微的麻胀感为佳，能调节呼吸系统的功能，起到预防手臂、肩颈疼痛，增加消化功能的作用（图 13-2-2）。

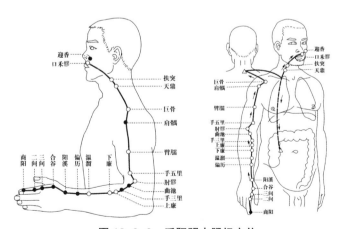

图 13-2-2 　手阳明大肠经穴位

（3）手厥阴心包经的循行主治和保养方法

手厥阴心包经走向：从胸沿手臂内中部走至手中指中冲穴。有调节心脑血管功能，从而治疗心脑血管疾病，神经、精神系统疾病，口舌生疮及手臂内侧疼痛。每天沿着手厥阴心包经循行部位由上向下按摩，重点按摩内关穴，每次按揉 5 分钟，直到有微微的麻胀感为佳，能预防心绞痛，有保养心脑血管系统的功效（图 13-2-3）。

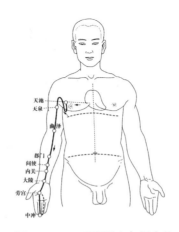

图 13-2-3 手厥阴心包经穴位

（4）手少阳三焦经的循行主治和保养方法

手少阳三焦经走向：从手无名指关冲穴沿手臂外侧中部走至头面眉梢丝竹空穴。能调节水液代谢。从而治疗腹胀、水肿、小便不利、耳聋耳鸣、咽喉肿痛、目赤肿痛、颊肿，肩臂肘外侧疼痛等疾病。每天沿着手少阳三焦经循行部位由下向上按摩，重点按摩关冲、外关、支沟、肩髎、天髎翳风、角孙、耳门、丝竹空，每穴按揉 5 分钟，直到有微微的麻胀感为佳，能达到预防偏头痛、耳鸣，缓解肩臂肘外侧疼痛等功效（图 13-2-4）。

（5）手少阳心经的循行主治和保养方法

手少阴心经走向：从胸沿手臂内尺侧走至手小指少冲穴。能调

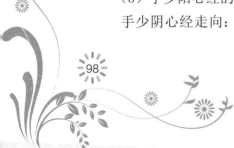

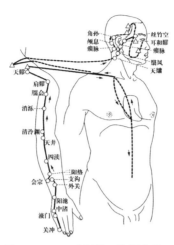

图 13-2-4　手少阳三焦经穴位

节心、脑血管功能。治疗心脑血管系统疾病，精神、神经系统疾病、手臂内侧疼痛。每天沿手少阴心经从上向下进行按摩，重点按揉少海、灵道、通里、神门、少冲等穴位，每个穴位按揉 5 分钟左右，直到有微微的麻胀感为佳，能够达到预防心绞痛、心烦胸闷、失眠等症状，保护心脑血管系统的功效（图 13-2-5）。

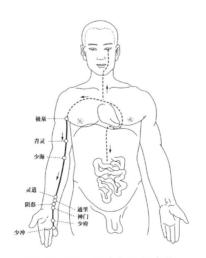

图 13-2-5　手少阳心经穴位

（6）手太阳小肠经的循行主治和保养方法

手太阳小肠经走向：从手小指少泽穴沿手臂外尺侧走至头面耳前听宫穴。能调节消化系统、泌尿系统功能。治疗头面五官疾病及消化吸收不良、小便不利，颈肩臂痛等疾病。重点按揉少泽、前谷、后溪、养老、小海等穴每个穴位按揉 5 分钟左右，有能增强消化吸收功能的功效（图 13-2-6）。

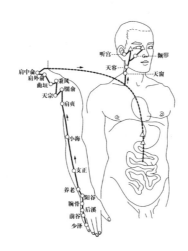

图 13-2-6　手太阳小肠经穴位

（7）足太阴脾经的循行主治和保养方法

足太阴脾经走向：从足大趾隐白衣沿下肢内前侧走至腹胸中线旁大包穴。能调节消化系统、内分泌系统功能。从而治疗消化系统疾患、胃肠神经官能症、泌尿生殖系统疾病，以及下肢内侧疼痛。沿经络循行从下向上进行按摩，重点按揉隐白、大都、大白、公孙、三阴交、阴陵泉、血海、腹结、大横等穴位，能达到增强消化功能，预防胃脘痛、腹胀、呕吐嗳气、身体沉重无力、疲劳等症状的功效（图13-2-7）。

（8）足阳明胃经的循行主治和保养方法

足阳明胃经走向：从面部下眼睑承泣穴下行，经胸部、腹部中

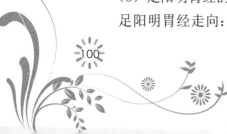

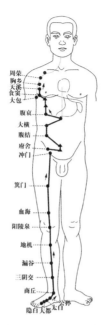

图 13-2-7　足太阴脾经穴位

线旁，沿下肢外侧前方行至足二趾厉兑穴。能调节胃肠功能，从而治疗急慢性胃肠疾病，头面五官疾患，以及下肢外侧疼痛。沿循行按揉胃经可以强壮身体，能够增强消化吸收能力，增强抵抗疾病的能力。重点按揉足三里穴位，每次 5 分钟左右，有微微的麻胀感为佳。足三里是重要的养生穴位之一，也可以用艾条进行温和灸，每次 10 ～ 15 分钟，达到强身健体的功效（图 13-2-8）。

（9）足厥阴肝经的循行主治和保养方法

足厥阴肝经走向：从足大趾大敦穴沿下肢内中部上行走至腹胸期门穴。能调节肝胆系统、泌尿生殖系统、神经精神系统功能。从而治疗肝胆系统疾患、泌尿生殖系统疾病、眩晕、惊厥、头项痛、眼疾及下肢内侧疼痛。每天沿足厥阴肝经从下向上进行按摩，重点按揉行间、蠡沟、足五里等穴位，每个穴位按揉 5 分钟左右，直到有微微的麻胀感为佳，能达到预防心烦、下肢疼痛、口苦咽干、眩晕等症状的功效（图 13-2-9）。

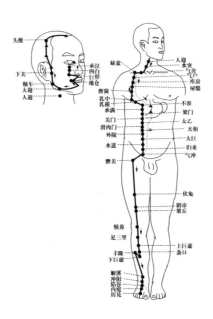

图 13-2-8　足阳明胃经穴位

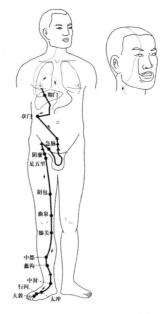

图 13-2-9　足厥阴肝经穴位

（10）足少阳胆经的循行主治和保养方法

足少阳胆经走向：从面部外眼角瞳子髎经侧头部下行，经胸部、腹部侧面，沿下肢外侧中线行至足四趾足窍阴穴。能调节肝胆功能、精神、神经系统功能。治疗肝胆系统疾患、头面五官疾病、偏头痛、失眠、神经衰弱、胁肋胀痛、颈肩痛及下肢外侧疼痛。胆经是循行与身体侧面的经络，按揉时如果不便，也可以用按摩棒从上向下轻轻地叩击，重点叩击下肢环跳、风市、阳陵泉、外丘、悬钟等穴位，每个穴位 5 分钟左右，直到有微微的热胀感为佳，可以起到通畅全身气血，预防偏头痛、失眠和神经衰弱的作用（图 13-2-10）。

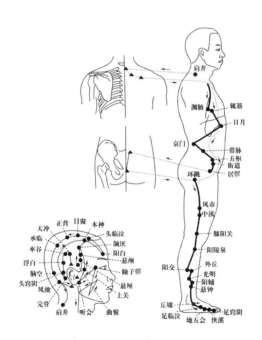

图 13-2-10　足少阳胆经穴位

（11）足少阴肾经的循行主治和保养方法

足少阴肾经走向：从足心涌泉穴沿下肢内后侧上行走至腹胸中线旁俞府穴。能调节泌尿生殖系统功能，从而治疗泌尿生殖系统疾患、五官耳咽疾病及下肢内侧疼痛。足少阴肾经循行于人体的正面，大部分位于柔软的腹部和胸部，不适合用叩击的方法进行按摩，可以艾灸的方法补益，可重点灸涌泉、太溪、照海、复溜、大赫、气穴、石关、阴都等穴位，每穴温和灸 10 ～ 15 分钟，对于月经不调、阴挺、遗精、小便不利有很好地保养预防作用（图 13-2-11）。

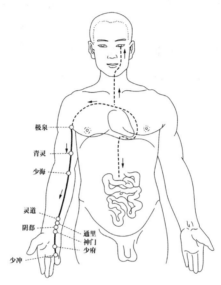

图 13-2-11　足少阴肾经穴位

（12）足太阳膀胱经的循行主治和保养方法

足太阳膀胱经走向：从面部内眼角睛明穴经头顶部下行，经背腰部两侧中线行至足小趾至阴穴。能调节神经系统、各脏腑及泌尿生殖系统功能。从而治疗头痛、目痛、项背痛、腰骶痛及下肢后侧疼痛，调节脏腑，调理月经。足太阳膀胱经可以用灸法和刮痧进行保健，刮痧时可从上向下沿着经络循行进行，刮至出痧即可，对于发热、肩背疼痛、头痛、腰骶痛、风寒感冒都有很好的保健效果。针对寒性体质，还可以重点艾灸脾俞、胃俞、三焦俞、肾俞、气海俞、大肠俞、关元俞、小肠俞、膀胱俞等穴位，每穴温和灸 10 ～ 15 分钟，对泌尿生殖系统功能不调有显著的保健效果（图 13-2-12）。

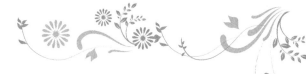

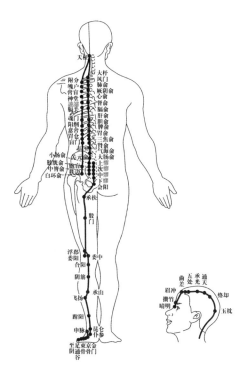

图 13-2-12　足太阳膀胱经穴位

（13）任脉的循行主治和保养方法

任脉起于胞中，下出会阴，其沿腹胸正中线上行至面部绕口唇，分行止于目眶下。能调节全身阴经的经气，与妊娠有关。可以治疗颈咽、头面、胸腹的局部病症以及相应内脏器官、生殖系统病症，重点按揉中脘、气海、关元穴，每次 5 分钟左右，直到有微微的麻胀感为佳。也可以用艾条进行温和灸，每次 10 ～ 15 分钟。对于女性生殖系统有良好的保健养生作用，能够保养生殖系统，预防早衰（图 13-2-13）。

（14）督脉的循行主治和保养方法

督脉起于胞中，下出会阴，沿腰背正中线上行至头面部止于上唇系带处。能调节全身阳经的经气，与脑、脊髓、肾功能有关。治疗精神神经系统疾病、头痛、鼻病、热病、颈项、背部、腰骶疼痛僵硬、内脏疾病、生殖系统疾病。沿督脉进行刮痧可以缓解头痛、热病、颈背腰痛。督脉上的命门穴、腰阳关为重要的养生穴位，可以用艾条温和灸命门穴，每次 10 ～ 15 分钟，可以保养人体阳气，增加抵抗力（图 13-2-14）。

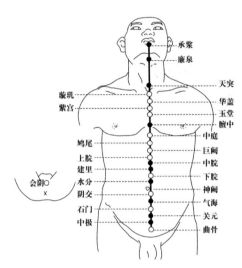

图 13-2-13　任脉穴位

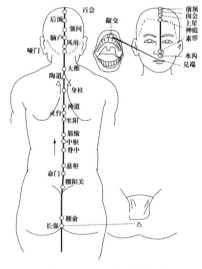

图 13-2-14　督脉穴位

Part 14
肿瘤微创患者科学饮食

1.癌症患者饮食原则要遵守

（1）定时定量，少食多餐：癌症患者普遍食欲不佳，所以饮食应注意增加食品花样，保证色香味俱全，清淡可口，这样有利于提高食欲。部分患者味觉异常，食欲很差，这时可进食少量的腐乳或辣酱，以增加食欲，也可适当服用一些健脾和胃类的中药和助消化药。

（2）尽量减少糖类摄入：研究表明，癌细胞的能量主要来源于糖。癌细胞对糖的摄取能力是正常细胞的 10～20 倍，所以应减少糖类摄入。但不应禁用，因为糖类也是人体必需的营养物质。

（3）采用科学的烹饪方法：癌症患者饮食的烹饪方法以蒸、煮、烩、炒、汤为主，调味应低盐清淡，不食霉变食物。热症忌姜、葱、辣椒等热性刺激性食物，寒症忌寒凉冰冻食物。

（4）保持良好的进食环境和氛围：进食时心情要愉快，不忧虑不生气。心情舒畅可增加食欲，有助于食物的消化吸收和营养的摄取，有利于健康的恢复，这也就是"心宽体胖"的道理所在。

（5）多吃抗癌蔬菜：日本有研究人员经过大量的研究和实验，筛选出 20 种对癌症有显著抑制作用的蔬菜，排在第一位的是红薯，其次是芦笋、卷心菜、甜椒、胡萝卜等。并证明在癌症发展的过程中，通过一些营养素和化学物质的介入，可以阻断癌细胞生长。该研究指出，蔬菜中的营养成分和某些植物化学物质（如芹菜素、黄芩素等）能对致癌物质和促癌因子起到明显的抑制作用。

2.癌症患者有必要忌口吗

癌症患者的忌口问题是患者本人及其家属十分关心的问题。忌口被认为是中医的特色。实际上，不仅癌症发病以后要忌口，没有癌症的时候也要忌口，目的是预防癌肿发生。现在已经知道，癌肿的发病原因中，大约有 3% 以上与不恰当的饮食有关。因此无论从防还是从治，忌口都是必要的。根据复旦大学附属肿瘤医院于尔辛教

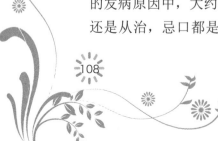

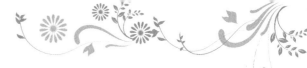

授经验，忌口具有普遍适用性。癌症并非是需要忌口的唯一疾病，很多疾病都是需要忌口的。从中医的典籍中看，最早提到的是"热"病，需要忌口。例如，"病热少愈，食肉则复，少食则遗，此其禁也""诸遗者，热甚而强食之，故有所遗也""热退，不可即食，食者必复""勿令饱，饱则必复、复必重也"，这是忌口的源头。忌口的目的，是防止病情拖延，防止复发。其后，在《伤寒论》中，桂枝汤证后提出，"禁止冷黏滑肉面五辛酒酪臭恶等物"有了明确的忌口品种。

各家方书中，对其他疾病也都各有忌口的条文。最早的外科专著《刘涓子鬼遗方》中，提到了外证治疗后的"慎风冷饮食"的问题。《血证论》中，提到了"失血家"的忌口，明确指出"若伤饮食，因而复发，名曰食复"。一般认为，现代医学没有忌口，这是误解，现代医学中，对不少疾病也都有忌口的要求，只是不用忌口这个名称。例如，高血脂，进食脂肪宜少；高血糖，进食糖类要控制；痛风，尿酸增高，要少食海鲜、豆制品等；胆囊炎、胆石症，要少吃脂肪类食品；胰腺炎，有时要禁食等。

癌症患者的忌口，可以根据以上中西医学的实践，加以判定。如患者出现口干、恶心、舌尖红、光苔等阴虚不足的情况，应当忌食辛热、香燥伤阴的食品，如辣椒、胡椒、生蒜及煎炒的干果等；平时脾胃阳虚，容易腹泻，怕冷喜暖的人，须忌食甘甜油腻重的食品，性凉滑的柿子、芦笋也不适合。

尽管古代记载有"恶疮"忌"发物"之说，但是这些所谓的发物牵涉面极广，如公鸡、鹅、猪头肉、牛羊肉、海里的无鳞鱼、韭菜等，现在无从考证，难以定论。所以目前主张采取均衡食，不要使某些营养过多，或者过少，避免食品污染等。按中医看，忌口是相当个体化的，目前还没有所有癌肿患者都不能按中医理论，确定患者的虚实，辨证证候，食用相宜的食品，但也不能太绝对。建议多种饮食互补，以杂食为佳，不要专吃某一类食物。有一本《儒门事亲》的中医书中提到"胃为水谷之海，不可虚怯，虚怯则百邪皆入矣。

或思荤茹，虽与病相反，亦令稍食"。这就是说不要使忌口太绝对。

3. 癌症患者饮食有要求，合理、均衡是关键

均衡饮食对癌症患者非常重要，加强营养可以扶正固本，提高免疫力，防止癌症的复发。一般要求每天的食物构成中包含 5 大类，第一类为谷类、薯类，主要提供糖类、蛋白质、B 族维生素；第二类为动物性食品，包括肉、禽、蛋、鱼、奶等，主要提供蛋白质、脂肪、无机盐、维生素 A 和 B 族维生素；第三类为豆类及其制品，主要提供蛋白质、脂肪、食物纤维、无机盐和 B 族维生素；第四类为蔬菜、水果，主要提供纤维素、维生素 C 及无机盐；第五类为纯热能食品，包括植物油、各种食用糖等。油脂要适量，脂肪所提供的能量应占总能量的 20% ～ 25%，蛋白质占 10% ～ 15%，糖类占 60% ～ 70% 为宜，粗细搭配要合理，即每天要保证有一定的食物纤维供给。

癌症患者的膳食对各种营养素的要求即蛋白质食品要略高于正常人，脂肪的用量应与正常人相似，不宜增加糖类。要多摄入纤维素含量比较高的食物，可减少肠内有毒物质的吸收。某些维生素以及微量元素可以抑制肿瘤的发生和发展，所以摄入量要略高于正常人。癌症康复患者的饮食要求全面、营养，注意多吃一些增加机体免疫功能的食物，如鱼、虾、香菇、卷心菜、黑木耳、牛奶、豆浆等。癌症患者每天最好能喝两杯牛奶，吃 1 个鸡蛋和 150 克瘦肉，也可以用鱼或豆制品代替。多食新鲜蔬菜，最好每顿有一碟深绿色或黄色蔬菜。蔬菜可以帮助机体吸收蛋白质、糖类和脂肪。每天都要吃些富含维生素 C 的水果。均衡饮食能刺激胃液的分泌，提高胃的消化能力，而且对胰腺的分泌也能起到调节作用。

癌症患者不能重食轻饮，疏忽饮水方面的调理。因为癌症会严重破坏人体水和电解质的平衡，而水的平衡是人体必不可少的。因此在防治和康复过程中，应当注意患者饮水的正确调理。每日饮水不少于 1500 毫升（供参考）。

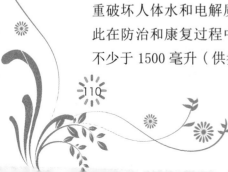

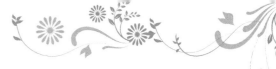

4.胃癌、肺癌、肾癌、食管癌患者的饮食

（1）胃癌应多吃水果，食物亦应新鲜。胃癌患者在身体虚弱时，如手术后、出血后或在晚期时，可以食用莲子、红枣、豇豆、粉皮、青鱼等。体弱且怕冷者，可以吃羊肉、龙眼等。患者若腹部饱胀、消化不好，可以吃枇杷、橘子、生姜、雪里蕻等。患者如舌红而光，可以食用豆腐、菠菜、大白菜及各种水果，其中豆腐、大白菜对胃热最有效。

（2）肺癌可常食鸭、冰糖、百合和猪肺等。民间流传用冬虫夏草炖老鸭来治疗肺癌，这是很不错的食疗方法。肺癌患者在身体虚弱时，可以常吃猪肺、白果、百合；若体弱且舌质红，则可食黑木耳、白木耳、鳗鱼、鸭、冰糖和蜂蜜等。患者痰多、咳嗽，可多吃萝卜、枇杷、雪里蕻等，这些食物有化痰平喘的作用；如痰呈黄脓状，可吃生梨和柿子。患者若有咯血，可多吃鲜藕，或用蚕豆花当茶叶泡服，也可食荠菜，有止血作用。

（3）肝癌应多吃新鲜蔬菜和水果。如身体虚弱时，可食用薏苡仁、赤豆等；上腹饱胀、胃纳不好，可多吃苜蓿、鸡肫、鸭肫、金橘等，也可用陈皮、佛手、香橼等泡茶饮用；有黄疸时，可食田螺、鲤鱼，食苜蓿也有益，古代认为苜蓿可治。目黄赤、舌质红时，可吃羊肝、丝瓜、西瓜和鸭等，羊肝可以像涮羊肉那样涮服；有腹水时，可多吃粉皮、冬瓜、莴苣、鲫鱼、黑鱼和赤豆等。

（4）食管癌可常喝牛奶、韭菜汁。有一药方叫"韭汁牛奶饮"，主要是由牛奶和韭菜汁组成。多喝新鲜果汁对治疗食管癌大有益处。以上所举的食物并非只有某种癌症才可以吃，也不是某种癌症患者非吃不可。

5.癌症患者食谱有讲究，配制得当很重要

滋补的食品不能过多，因摄入过量常会引起食欲减退。食物品

种要经常调换，至少1周内一日三餐的食物不要雷同。要讲究烹调，食物烧得好，才有利于发挥食疗作用。原料再好，烧得不好，也会影响食欲。食物不要太油腻，以清淡为宜。

6. 粮食类防癌抗癌食物

（1）玉米：又名苞米、棒子，为禾本科一年生草本植物。玉米营养成分十分丰富，德国著名营养学家拉赫曼教授指出，在当今被证实的最有效的50多种营养保健物质中，玉米含有7种，即钙、谷胱甘肽、纤维素、镁、硒、维生素E和脂肪酸。玉米的麸质含量占40%，特有的胶原蛋白占30%。玉米中的硒和镁有防癌抗癌作用，硒能加速体内过氧化物的分解，使恶性肿瘤得不到分子氧的供应而受到抑制；镁一方面也能抑制癌细胞的发展，另一方面还能促使体内废物排出体外，这对防癌也有重要意义。玉米也含有一种"谷胱甘肽"的抗癌因子，能使致癌物质丧失毒性。

常用的玉米防癌抗癌食疗方有：

1）玉米粉粥

原料：玉米粉50克，粳米100克，红糖适量。做法：将粳米淘洗干净，入锅内加水煮粥，煮熟后加入玉米粉再煮成稀粥，食用时加入红糖即可。用法：每日温热食用。

2）玉米排骨汤

原料：排骨500克，玉米3条，水8～10杯，盐1/3大匙，香油适量。做法：先将排骨洗净后用热水汆烫去血水，再捞起洗净，玉米洗净切段备用。然后将所有材料及调味料一起放入锅内后改中火煮5～8分钟，加盖后熄火，放入锅中焖约2小时即可打开食用。

3）玉米大枣粥

原料：玉米80克，红枣16枚，粳米80克。做法：先将玉米拣净，用冷开水泡发，研成玉米浆粉，粳米淘净后入锅，先以大火煮沸，加洗净的红枣，再改用文火煨煮成稠粥，粥将成时，边煨边调入玉

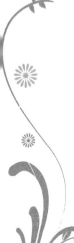

米浆粉，拌匀后再煮片刻即成。用法：早晚 2 次，温热服用，当日吃完。功效：玉米具有丰富的谷胱甘肽，能抗癌防癌。适合于各种癌症患者食用。

（2）芋头：芋头含有糖类、膳食纤维、B 族维生素、钙、锌等，其中以膳食纤维和钾含量最多，芋头中还含有一种黏液蛋白，被人体吸收后能产生免疫球蛋白，可提高机体的抵抗力，中医认为芋头能解毒，芋头对于人体的"痈肿毒瘤"包括癌瘤等有抑制消解的作用，可作为防治癌瘤的常用药膳主食，在癌症手术或术后放疗、化疗及其康复过程中有辅助治疗的作用。但咳嗽、咳痰、过敏体质、糖尿病患者忌食；芋头不可生吃，且忌与香蕉同食。

常用的芋头防癌抗癌食疗方有：

1）红烧芋头

原料：小芋头若干，鸡腿 1 只，白糖、老抽、盐、鸡精适量，葱花、芝麻少许。做法：将芋头煮熟剥皮切块，鸡腿切块备用，锅中热油，加入白糖熬出糖色，加鸡块炒至七成熟，然后倒入芋头，放入适量老抽、盐、鸡精及一点水同焖鸡块熟时便可起锅，起锅后撒上葱花和芝麻即可。

2）翻砂芋头

原料：大芋头 1/3 个，白砂糖 4 汤匙，水 5 汤匙，食用油适量。做法：将芋头去皮，切成比小指略细的条状，锅中倒入适量食用油，待油热六成后，下芋头条小火炸 3 分钟左右后捞出，稍凉后中火下锅再炸 1 分钟上色；另取炒锅开火，倒入水和白砂糖翻炒，化成浆后下炸切好的芋头翻炒，让糖浆均匀地裹在芋头条上，即可关火。功效：适用于肿瘤患者食用。

（3）薏苡仁：薏苡仁有防癌的作用，其中含有硒元素等，能有效地抑制癌细胞的增殖，可用于胃癌、子宫颈癌的辅助治疗。薏苡仁的丙酮提取物，经动物实验证明有抗癌作用，临床发现给癌症患者腹腔注射薏苡仁丙酮提取物后，经腹水检查，癌细胞的原生质发生显著变性。健康人常吃薏苡仁，可以有效阻止肌肤干燥又可使身体轻捷，还可减少患癌的概率。但脾虚无湿、大便燥结、津液不足者及孕妇慎服。

常用的薏苡仁防癌抗癌食疗方有：

1）薏仁枸杞粥

原料：薏苡仁200克，枸杞10克，糯米50克，糖15克（可以根据自己口味调整）。做法：将薏苡仁和糯米洗净后，用冷水浸泡3小时以上，枸杞洗净泡发；泡好的薏苡仁和糯米放入锅内加满水，大火烧开后，放一只小的陶瓷勺子在锅底防止煳锅底，小火煲1小时左右，最后10分钟放入糖和枸杞。功效：枸杞可以扶正固本和扶正祛邪，增强机体抗病能力，且枸杞对癌细胞的生成和扩散有明显的抑制作用。癌症患者在化疗期间服用枸杞，可减轻毒副作用，防止白细胞减少，调节免疫功能等，与薏苡仁两者都是抗癌佳品。

2）香菇薏米饭

原料：香菇50克，粳米250克，生薏苡仁50克，油豆腐3块，青豆半小碗，油盐各适量。做法：将生薏苡仁洗净，浸透心，香菇用温水发透，香菇浸出液沉淀备用，香菇和油豆腐切成小块，将粳米、生薏苡仁、油豆腐、香菇、香菇浸出液等放入盆中混匀，加油、盐调味，撒上青豆蒸熟即可。功效：香菇性平味甘，可以治风破血、化痰理气，生薏苡仁可以健脾利湿，清热排脓，两者都是抗癌佳品。

（4）番薯：番薯中含有大量的黏蛋白多糖、纤维素、多种维生素及微量元素，其中β－胡萝卜素、维生素E和维生素C尤其多，可促使上皮细胞正常成熟，抑制上皮细胞异常分化，消除有致癌作用的氧自由基，阻止致癌物与细胞核中的蛋白质结合，因此其抗癌保健作用日益受到重视。美国生物学家发现番薯中含有一种化学物质"氢表雄酮"能有效地抑制结肠癌和乳腺癌的发生。无论是生番薯还是熟番薯均具有抗癌性。日本医生通过对26万人的饮食调查发现，熟番薯的抑癌率（98.7%）略高于生番薯（94.4%），其抗癌的功效

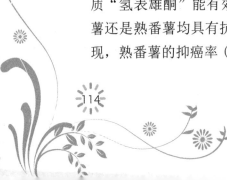

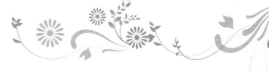

甚至超过了人参的功效。但湿阻脾胃、气滞食积者应慎食番薯，糖尿病和腹胀的患者不宜多吃，有黑斑的番薯不能食用。

番薯藕粉糊是常用的番薯防癌抗癌食疗方：

原料：番薯 400 克，藕粉 80 克，白糖 25 克。做法：先将番薯洗净后切片，浸泡于淡盐水中，半小时后捞出，切碎研磨成番薯粉糊。藕粉用冷开水调化，放入碗内，隔水加热，将沸时徐徐加入番薯粉糊，边加边搅拌，加白糖拌匀，调至呈稠亮色泽即成。用法：早晚 2 次分别服用。功效：益气补虚，强身防癌，适用于各种肿瘤患者及其术后放化疗后患者。

7. 蔬菜类防癌抗癌食物

（1）番茄：番茄红素可有效地清除体内的自由基，预防和修复细胞损伤，抑制 DNA 的氧化，从而降低癌症的发生率。番茄红素还具有细胞生长调控和细胞间信息感应等生化作用。它能诱导细胞连接通信，保证细胞间正常生长控制信号的传递，调控肿瘤细胞增殖，起到抗癌防癌作用。研究表明，番茄红素能够有效地预防前列腺癌、消化道癌、肝癌、肺癌、乳腺癌、膀胱癌、子宫癌、皮肤癌等。

常用的番茄防癌抗癌食疗方有：

1）番茄汁

做法：先将新鲜成熟的番茄洗净，用沸水烫软去皮，然后切碎，用清洁的双层纱布包好，再将番茄汁挤入碗内，加入白糖调味，用温开水冲调即可饮用。用法：每日上下午分别饮用。功效：防癌抗癌，生津止渴。适用于防治胃癌、食管癌等病症。

2）番茄炒蛋

原料：番茄 4 个，鸡蛋 2 个，葱、姜、盐、白糖少许。做法：将番茄去皮，切块备用，鸡蛋打散，葱姜切少许。锅内上油加热，将鸡蛋炒熟盛出，再加入少量食用油，入葱姜爆香，倒入番茄翻炒，炒至出汁，加入已炒好的鸡蛋，翻炒，然后加入盐、白糖、鸡精调味即可。功效：健身美肤，辅助防癌。适用于各种肿瘤患者。

（2）菱角：菱角含有丰富的淀粉、蛋白质、葡萄糖、不饱和脂肪酸及多种维生素，如维生素B_1、维生素B_2、维生素C、胡萝卜素及钙、磷、铁等，菱角对癌细胞的变性和组织增生均有抑制作用。《本草纲目》中说：菱角能补脾胃，强股膝，健力益气。《齐民要术》记载"菱能养神强志，除百病，益精气"。近代药理实验报道，菱角具有一定的抗癌作用，可用之防治食管癌、胃癌、子宫癌、乳腺癌等。

菇苡菱角汤是常用的菱角防癌抗癌食疗方：

原料：蘑菇180克，薏苡仁60克，菱角60克。做法：先将蘑菇洗净，切片。菱角洗净后连壳切开，苡仁淘洗后入锅，加水适量，加蘑菇片，带壳菱角，共煮成浓汁，去渣后饮汤汁。用法：每日早晚分别饮用。功效：益气健脾、扶正抗癌。适用于防治乳腺癌、宫颈癌、食管癌、胃癌、大肠癌等。

（3）大蒜：大蒜中的锗和硒等元素可抑制肿瘤细胞和癌细胞的生长，实验发现，癌症发生率最低的人群就是血液中含硒量最高的人群。美国国家癌症组织认为，全世界最具抗癌潜力的植物中，位居榜首的是大蒜。但大蒜性温，阴虚火旺者及慢性胃炎、胃溃疡患者应慎食。

常用的大蒜防癌抗癌食疗方有：

1）大蒜豆腐

原料：嫩豆腐400克，大蒜100克，调料适量。做法：先将豆腐切块，大蒜剥皮，然后将油烧至六成热时，放入大蒜煸炒至软之后加入豆腐块，边炒边加适量的黄酒、酱油、盐、白糖等调味料；最后加入少许水煮沸，勾薄芡，调入味精。功效：篛虚解毒，可作为一切恶性肿瘤及白血病患者的膳食。

2）大蒜瓣莼菜

原料：大蒜10瓣，莼菜250克，黄瓜200克，醋、酱油、香油、

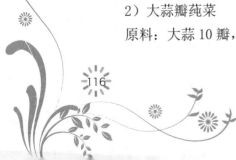

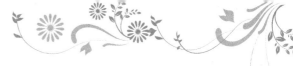

黄瓜洗净切成片，莼菜洗净切成寸段；然后用沸水烫泡莼菜，片刻后捞出，与大蒜泥、黄瓜片同放餐盘中，放入醋、酱油、香油、精盐、味精搅拌均匀即可食用。功效：消肿解毒，除烦解渴。此膳制作简单，口味清淡，适宜各种癌症患者食用。但脾胃虚寒、畏食生冷、气血衰败者慎用。

（4）洋葱：洋葱中含有糖、蛋白质及各种无机盐、维生素等营养成分，对机体代谢起一定作用，可较好地调节神经、增长记忆，同时其挥发成分亦有刺激食欲、帮助消化、促进吸收等功能。另外，其所含二烯丙基二硫化物及蒜氨酸等，也可降低血中胆固醇和甘油三酯含量，从而起到防止血管硬化的作用；所含前列腺素 A，具有明显降压作用；所含甲苯磺丁脲类似物质，具有一定降血糖功效。洋葱提取物还具有杀菌作用，可提高胃肠道张力，增加消化道分泌作用。洋葱中有种肽物质，一可降低癌的发生率，特别适宜于高血压、高血脂、动脉痢疾患者，但消化肺胃发炎者少吃。同时洋葱辛温，热病患者应慎食。

常用的洋葱防癌抗癌食疗方有：

1）洋葱蜂蜜饮

原料：洋葱 150 克，蜂蜜 30 克。做法：先将洋葱洗净，切成细丝，加入砂锅中，加水煎煮 15 分钟，停火后放置片刻，待温调入蜂蜜，拌匀即成。用法每日早晚分别饮用。功效：防癌抗癌，滋阴祛痰，解毒降压。适用于防治多种癌症及高血压、高血脂。

2）洋葱炒牛肉丝

原料：洋葱 350 克，牛肉 150 克，植物油、料酒、葱末、姜丝、精盐、味精、酱油各适量。做法：先将洋葱与牛肉洗净，分别切成细丝，牛肉丝用湿淀粉抓芡，备用；炒锅中加入植物油，大火烧至七成熟，加葱末、姜丝煸炒至九成熟，加洋葱丝，再同炒片刻，加盐、味精、酱油炒匀即成。功效：防癌抗癌，益气化痰，适用于防治心血管疾病、糖尿病、癌症等。

（5）甘蓝：甘蓝中含有的硫苷葡萄苷类化合物，对人体内一种能解毒的酶有诱导作用，可预防胃、肺癌及结肠癌的发生。

甘蓝紫菜鱼片粥是常用的甘蓝防癌抗癌食疗方：

原料：甘蓝120克，紫菜30克，鲨鱼肉100克，糯米150克，鸡汤、葱、姜、蒜、醋、精盐各适量。做法：将甘蓝洗净，切碎粒；将紫菜用温水泡发；将鲨鱼肉洗净，取出骨刺，切成薄片；将糯米淘洗干净，放入砂锅中，放入等比例鸡汤、清水；大火煮10分钟后，改用小火慢煮；至米粥八成熟放入甘蓝、紫菜、鱼片，继续小火慢煮至米粥烂熟；可根据个人口味放入葱、姜、醋、精盐、蒜等。功效：软坚抗癌，化痰利水。适用于各种肿瘤患者经常食用。

（6）芦笋：芦笋所含营养元素全面，与其他蔬菜相比有以下几个特点：第一，低糖、低脂肪、高纤维素和高维生素，这是现代营养学对保健食品提出的要求。第二，氨基酸含量高而且比例适当。第三，芦笋含有多种人体必需的大量元素和微量元素，大量元素钙（Ca）、磷（P）、镁（Mg）、钾（K）、铁（Fe）的含量都很高，钾的含量高达6502ppm。芦笋嫩茎中含有多种人体所需要的微量元素，如锌（Zn）、铜（Cu）、锰（Mn）、钼（Mo）、碘（I）、硒（Se）、铬（C）等成分，而且比例适当，这些微量元素对癌症及心脏病的防治有重要作用。硒是一种良好的抗氧化剂，它能消除体内产生的各种自由基，抑制致癌物的活力，提高机体的免疫力，并且对由汞、砷、镉引起的毒害作用有较强的抗性。钼能阻止亚硝酸盐的合成，具有抗癌作用。锰为维持生殖及神经系统功能所必需，与发育关系密切，可改善脂肪代谢，降低胆固醇，也具有抗癌作用。芦笋茎尖含锰量大大高于一般果蔬。芦笋含有特别丰富的组织蛋白、叶酸、核酸、硒，列30种抗癌植物之首，是世人公认的抗癌食物。芦笋入肺经、肾经，治疗肺癌、胃癌、皮肤癌、膀胱癌、淋巴癌疗效显著。

常用的芦笋抗癌食疗方有：

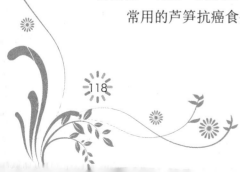

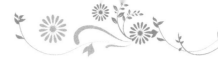

1）芦笋炒肉丝

原料：芦笋 250 克，猪瘦肉 100 克，湿淀粉 20 克，骨肉汤少许，精盐、味精、清油各适量。做法：将芦笋洗净，切成 3 厘米长的小段（寸段），猪瘦肉洗净后切丝，加湿淀粉、精盐，拌匀上浆后备用。炒锅预热，加清油烧至七成热时，放入猪瘦肉丝先煸炒几下，再放入芦笋段一起煸炒，片刻后加入骨肉汤少许，焖熟，加精盐、味精调味翻炒均匀即可。功效：健身养体，辅助防癌抗癌。适用于肺癌、淋巴瘤、皮肤癌的患者及健康人群。

2）芦笋烩薏苡仁

原料：芦笋 200 克，薏苡仁 100 克，火腿肉 30 克，高汤、精盐、味精、菜籽油各适量。做法：将芦笋洗净，取嫩者切段，放入沸水中焯一下薏苡仁用清水淘去浮尘，然后用水泡半天后，在蒸锅或高压锅内蒸酥，火腿肉温水刮洗干净后切成细丁或细末，然后将炒锅放在旺火上加热，加菜籽油烧至七成热，加少量高汤、精盐、味精，用中火烧几分钟至熟，放味精调味后，盛入盘中，佐餐常用。功效：芦笋为世界十大名菜之一，味鲜美芳香，可增进食欲，防癌抗癌；薏苡仁健脾，除痹止泻，清热排脓。适用于肺癌、膀胱癌、皮肤癌患者及健康人群。

（7）胡萝卜：胡萝卜所含的营养素很全面。据测定，每百克胡萝卜含碳水化合物 7.6 克，蛋白质 0.6 克，脂肪 0.3 克，钙 30 毫克，铁 0.6 毫克，以及维生素 B_1、维生素 B_2、维生素 C 等，特别是胡萝卜素的含量在蔬菜中名列前茅，每百克中约含胡萝卜素 3.62 毫克，相当于 19811U 的维生素 A，而且于高温下也保持不变，并易于被人体吸收。胡萝卜素有维护上皮细胞的正常功能、促进人体生长发育及参与视紫红质合成等重要功效。近年来，国内外资料均报道，胡萝卜具有突出的防癌抗癌作用。研究发现，缺乏维生素 A 的人，癌症发病率比正常人高 2 倍多。每天如能吃一定量的胡萝卜，对预防癌症大有益处。因为胡萝卜中所富含的胡萝卜素能转变成大量的维生素 A，因此可以有效地预防肺癌的发生，甚至对已转化的癌细胞也有阻止其进展或使其逆转的作用。研究还发现，胡萝卜中含有较丰富的叶酸，为一种 B 族维生素，也具有抗癌作用；胡萝卜中的木质素，也有提高机体抗癌的免疫力和间接杀灭癌细胞的功能。对长期吸烟的人，每日如能饮半杯胡萝卜汁，对肺部也有保护作用。胡萝卜素因属脂溶性物质，故只有在油脂中才能被很好地吸收。因此，食用胡萝卜时最好用油类烹调后食用，或同肉类同煨，以保证有效成分被人体吸收利用。

常用的胡萝卜防癌抗癌食疗方有：

1）凉拌胡萝卜丝

原料：胡萝卜 350 克，香菜 3 克，生姜丝、酱油、白糖、精盐、味精、芝麻油适量。做法：先将胡萝卜洗净，切成细丝，晾干待用；香菜去杂，洗净，切碎，再将胡萝卜丝放在温水中泡软，取出，挤干水分，用姜丝拌匀装盘，上面撒香菜，另取小碗，放酱油、白糖、精盐、味精、芝麻油，调和均匀，浇在胡萝卜丝上即可。功效：防癌抗癌，明目降脂。

2）二菇烩二卜

原料：胡萝卜 350 克，莴苣 350 克，白萝卜 350 克，蘑菇 200 克，草菇 150 克，湿淀粉、植物油、芝麻油、素鲜汤各适量、精盐、味精。做法：先将胡萝卜、白萝卜、莴苣修切成球形，与蘑菇、草菇同放入沸水中，锅热后加入植物油，放入素鲜汤，再放入胡萝卜、白萝卜、莴苣、蘑菇、草菇，再加入味精、精盐，略加焖烧，用湿淀粉勾薄芡，淋上芝麻油，出锅装盘即可。功效：防癌抗癌，开胃止咳。适用于防治膀胱癌、子宫颈癌、肺癌等多种癌症。

（8）菠菜：古代中国人称菠菜为"红嘴绿鹦哥"，又叫菠稜、波斯草、赤根菜。菠菜于公元 647 年传入唐朝。菠菜主根发达，肉质根红色，味甜可食。《本草纲目》中认为食用菠菜可以"通血脉，开胸膈，下气调中，止渴润燥"。古代阿拉伯人也称它为"蔬菜之王"。

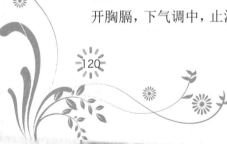

菠菜不仅含有大量的胡萝卜素和铁，还是维生素 B_6、叶酸、铁质和钾的极佳来源。菠菜中含有十分可观的蛋白质，每 0.5 千克菠菜相当于 2 个鸡蛋的蛋白质含量。菠菜还富含酶，常食用对身体是非常有益的。

民间流传如果你的脸色不佳就请常吃菠菜，它对缺铁性贫血有改善作用，能令人面色红润。菠菜叶中含有一种类胰岛素样物质，能稳定血糖。菠菜富含的维生素能够预防口角炎、夜盲症等。菠菜含有的抗氧化剂，具有抗衰老作用。有一项研究还发现，每周食用 2 ～ 4 次菠菜，可预防视网膜退化，保护视力。中医认为菠菜性甘凉，能养血、止血、敛阴、润燥，可清理肠胃热毒，防治便秘。菠菜含有大量的植物粗纤维，具有促进肠道蠕动的作用，利于排便，减少致癌物质在肠道中的停留时间，而且能促进胰腺分泌，帮助消化。对于痔疮、慢性胰腺炎、便秘、肛裂等病症有治疗作用。吃菠菜可以降低熟肉中的致癌物对人体细胞的破坏作用，使肠道肿瘤危险降低。此外，菠菜中还含有非常丰富的可抗击癌症的胡萝卜素和叶酸。由于菠菜中草酸含量较高，因此肾结石患者不宜大量食用。

常用的菠菜防癌抗癌食疗方有：

芝麻油拌菠菜

原料：新鲜菠菜 350 克，精盐、味精、芝麻油各适量。做法：先将菠菜去黄叶（菠菜叶仍保持翠绿色泽），留根，择净，清水冲洗后入沸水锅中焯一下，捞出沥去水分，用芝麻油、精盐、味精拌匀装盘即可。功效：补血润肤，疏通血脉，防癌抗癌。适用于防治多种癌症及缺铁性贫血、高血压。

（9）荠菜：又叫地菜、清明草，为十字花科植物荠菜的幼嫩叶，其性平，味甘淡，入心、脾、肾经，具有健脾利水、止血解毒、降压明目之效。荠菜的营养价值非常丰富，含蛋白质、脂肪、食物纤维、苹果酸、钠、钙、镁、铁以及维生素 C、烟酸和 B 族维生素等。其中，维生素 C 是一种很好的防癌物质。此外，荠菜中所含的二硫酚硫酮也具有抗癌作用，经常食用可以有效地防癌抗癌。但要注意，便溏腹泻者慎食。

常用的荠菜防癌抗癌食疗方：

1）荠菜肉丝豆腐羹

原料：荠菜250克，肉丝60克，豆腐250克，植物油、精盐、味精、淀粉各适量。做法：将荠菜洗净切段，植物油烧热，肉丝用少量植物油炒至半熟置荠菜、肉丝、豆腐入锅内，放入适量清水，精盐煮沸，放入适量味精以淀粉勾芡，制成羹即可。功效：补脾益气，清热解毒，凉血止血。荠菜性甘味酸，具有清热解毒、凉血止血、清利湿热的作用，又对某些致癌物诱发肿瘤有轻度抑制作用。豆腐性平味甘、补脾益气、清热解毒，故而制成的芥菜肉丝羹不仅营养丰富，美味可口，而且对各种肿瘤患者都有较好的辅助治疗作用。

2）凉拌荠菜

原料：荠菜500克，豆腐100克，葱花、姜末、蒜泥、精盐、味精、芝麻油、清油各适量。做法：将荠菜摘去根须和黄叶，洗净后放入沸水中焯一下，捞出沥干，切成2寸细小段，豆腐干洗净切成薄长片；将炒锅预热，加清油，下姜末煸香，放入豆腐干薄片煸炒1分钟，再搬上葱花煸炒几下，盛入盘内，与芥菜段、蒜泥、精盐、味精拌匀，再淋上芝麻油拌匀。可常食。功效：清热解毒，辅助防癌，降血压。适用于健康人、肺癌等伴有血压偏高者。

8.黑色防癌抗癌食物

黑色食物是指两个方面：一是具有黑颜色的食物，二是粗纤维含量较高的食物。常见的黑色食物有黑芝麻、黑豆、黑米、黑荞麦、黑枣、黑葡萄、黑松子、黑香菇、黑木耳、海带、乌鸡、黑鱼、甲鱼等。科学研究证实，有24种黑色食物具有抗癌作用，其中尤以鳖、乌梅、海参、黑枣、黑木耳、乌贼墨汁等为佳。这些黑色食物中含有丰富的蛋白质、氨基酸和微量元素硒，这些物质都具有良好的抗癌作用。

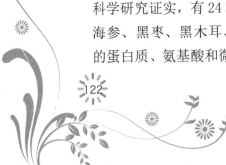

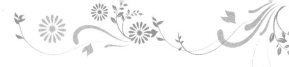

其中，硒能降低黄曲霉素、苯并芘、亚硝胺等致癌物的毒性，还能组成谷胱甘肽过氧化酶，能使有毒过氧化物分解。

常用的黑色食物食疗方有：

（1）海带煮鸭子

原料：海带150克，鸭子1只，生姜6克，葱10克，食盐5克。做法：先将鸭子宰杀后，去毛及内脏，再把海带洗净后塞入鸭肚内，加调料同煮至鸭肉熟烂。用法佐餐食用，每3～5日1剂，可常食。功效：清热解毒，软坚散结，抗癌。适用于各种肿瘤尤其是颅内肿瘤患者，症见头痛、呕吐、视物模糊、突然视力下降等。

（2）木耳醋鸡肝

原料：木耳10克，胡萝卜丝250克，鸡肝2副以上，酱油50毫升，醋125毫升，黄酒、精盐、白糖各适量。做法：将各调料混匀，备用；木耳在锅内热水中迅速加热煮过，将鸡肝加精盐、黄酒调匀，将前述所有佐料放入锅内同煮，待熟时放入胡萝卜丝，拌匀即可食用。功效：补气活血，养肝利肠。适用于肝癌大便失调者。

9. 坚果类防癌抗癌食物

（1）杏仁：杏仁抗肿瘤作用主要是由于苦杏仁中含有一种生物活性物质——苦杏仁苷，苦杏仁苷能抑制黄曲霉素和杂色霉菌的生长，能帮助体内胰蛋白酶消化癌细胞的透明样黏蛋白膜，能间接增强白细胞的吞噬功能，达到防癌抗癌的效果。此外，杏仁中富含蛋白质、脂肪、糖类、胡萝卜素、B族维生素、维生素C、维生素P以及钙、磷、铁等营养成分，经证实有较强的抗癌作用，故人们将杏仁称为抗癌之果。癌症患者以及术后放化疗的人适宜食用。但幼儿、糖尿病患者、经常腹泻者不宜食用，杏仁不可以大量食用，生杏仁不可以食用。

（2）莲子：又叫莲蓬子，为睡莲科植物莲的果实或种子。莲子味甘涩，性平，归肾、心经，有益心补肾、健脾止泻、固精安神的作用。莲子营养十分丰富，除含有大量淀粉外，还含有P-谷甾醇、脂肪、蛋白质、生物碱、维生素以及丰富的钙、磷、铁等。莲子善于补五脏不足，通利十二经脉气血，使气血畅而不腐，莲子所含氧化黄心树碱对鼻咽癌有抑制作用。

（3）核桃核：桃科落叶乔木植物核桃的果实，核桃的可食部分为其果仁，即核桃仁。核桃仁既可健脑，又可防癌抗癌。核桃味甘，性温，入肺、肝、肾三经。核桃含有丰富的脂肪油、B 族维生素 B_2、糖类、烟酸等成分。宋代刘翰等在《开宝本草》中记述，核桃仁"箔食之令肥健，润肌，黑须发，多食利小水，去五痔"。明代李时珍著《本草纲目》记述，核桃仁有"补气养血，润燥化痰，益命门，处三焦，温肺润肠"等内效，可"治虚寒喘咳、腰脚重疼、心腹疝痛、血痢肠风"等。核桃对癌症患者还有镇痛、提升白细胞及保护肝脏等作用。

（4）花生：又名落花生，花生味甘，性平，入脾、肺经，具有润肺化痰、醒脾和胃之功效。花生含有丰富的脂肪和蛋白质，含糖量为 20% 左右。同时，还含有维生素 B_1、B_2 和烟酸等多种维生素，无机盐含量也很丰富，另外，还含有人体必需的氨基酸，有促进脑细胞发育，增强记忆的功能，花生油中含有一种生物活性很强的天然多酚类物质——白藜芦醇。它是肿瘤疾病的天然化学预防剂，同时还能降低血小板聚集，预防和治疗心脑血管疾病。另外，花生纤维组织中的可溶性纤维素可降低有害物质在人体内的吸收，多食花生具有防治大肠癌的作用。

（5）葵花籽：葵花籽是向日葵的果实。向日葵属于菊科向日葵属，葵花籽可直接炒食，香脆可口，营养价值较高。其中主要为不饱和脂肪，而且小甘胆固醇，亚油酸含量可达 70%，另外，还含有丰富的铁、锌、钾、镁等以及维生素 B、维生素 E、胡萝卜素等。葵花籽的防癌抗癌作用主要是由于其含有丰富的胡萝卜素，胡萝卜素在体内可以转变为维生素 A，当维生素 A 充足时，细胞膜上黏多糖的合成增加，细胞膜外壁增厚，从而封闭了能与癌结合的受体，从而防止癌变发生。另外，葵花籽中含有的纤维素、维生素 E 也具有较好的防癌作用。

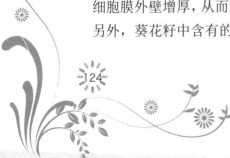

此外，开心果、腰果、松子、板栗等均含有丰富营养，而且具有防癌抗癌作用，在日常生活中可酌情选用。

10. 水果类抗癌食物

（1）草莓：草莓为蔷薇科草本植物草莓的成熟果实，性凉而味甘酸，能润肺健脾和胃、利尿止泻，主治口渴、食欲不振、消化不良等。草莓含有蛋白质、脂肪、糖类、有机酸、钙、铁、钾、锌、硒、胡萝卜素、维生素 B_1、维生素 B_2、烟酸、维生素 C、维生素 E 等。草莓所含营养非常丰富，容易被人体吸收，其保健价值极高，故有"水果皇后"之称。草莓具有防癌抗癌之食疗作用。草莓富含的是种抗氧化剂，对细胞有保护作用，同时草莓所含的鞣花酸，能抑制和防止黄曲霉素、亚硝胺、多环芳香碳氢化合物等的致癌作用，具有一定抑制恶性肿瘤细胞生长的作用。

（2）猕猴桃：猕猴桃为猕猴桃科植物猕猴桃的果实，其性寒、味甘酸，入脾、肾、膀胱经，具有清热生津、止渴消烦、利水通淋等功效。猕猴桃果汁能阻断致癌物质 N- 亚硝基吗啉在体内的合成，预防多种癌症的发生。有资料表明，猕猴桃对防治胃癌、大肠癌、食管癌、肺癌、皮肤癌、前列腺癌等有一定作用。猕猴桃能通过保护细胞间质屏障，消除致癌物质，对延长癌症患者生存期起一定作用。其清热生津、活血行水之功，尤适于癌症患者放疗后食用。

（3）苹果：苹果为蔷薇科植物苹果的果实。苹果性平，味甘酸，入脾、肺经，具有生津止渴、补脑润肺、补脾止泻之功效。西谚有云：一日一苹果，医生远离我。苹果中所含的选择素是二种分裂原，可以刺激淋巴细胞分裂，增加淋巴细胞数量，也可以诱生干扰素对防癌抗癌具有重要的作用。另外，苹果中含有的黄酮类化合物可以降低癌症的发生。美国的一项科研成果表明，每天一个苹果可以有效预防癌症。

（4）香蕉：香蕉性寒，味甘，入肺、大肠经，具有清热生津、润肠解毒、降压降糖之功效。香蕉含有称为"智慧之盐"的磷，又有丰富的蛋白质、糖、维生素 A 和维生素 C，同时膳食纤维也多，是相当好的营养食品。香蕉中含有大量的碳水化合物和粗纤维，能将人体内的致癌物质迅速排出体外，其经细菌消化生成的丁盐酸是癌细胞生长的强效抑制物质。另外，香蕉中所含的5- 二羟色胺也能保护胃黏膜，防治胃溃疡，预防胃癌。香蕉性寒滑肠，凡脾胃虚寒、便溏腹泻者不宜多食。

（5）葡萄：葡萄又叫山葫芦、蒲桃，为葡萄科植物葡萄的成熟果。葡桃性平，味酸，入肺、脾、肾经，具有补气益血、滋阴生津、强筋健骨、通利小便之功效，主治气血虚弱、肝肾阴虚、小便不利等病症。葡萄中含有一种叫白藜芦醇的化合物，可以防止正常细胞癌变，并且能够抑制已经癌变的细胞扩散，具有较强的防癌抗癌作用。

其他的如柑橘橙类、木瓜、芒果、杨梅、梨、乌梅、无花果、杏、桑葚、山楂等均具有一定的防癌抗癌作用，日常生活中可酌情选用。

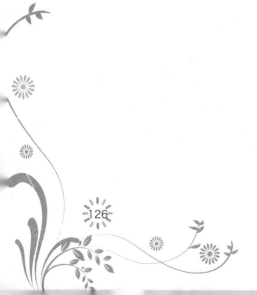

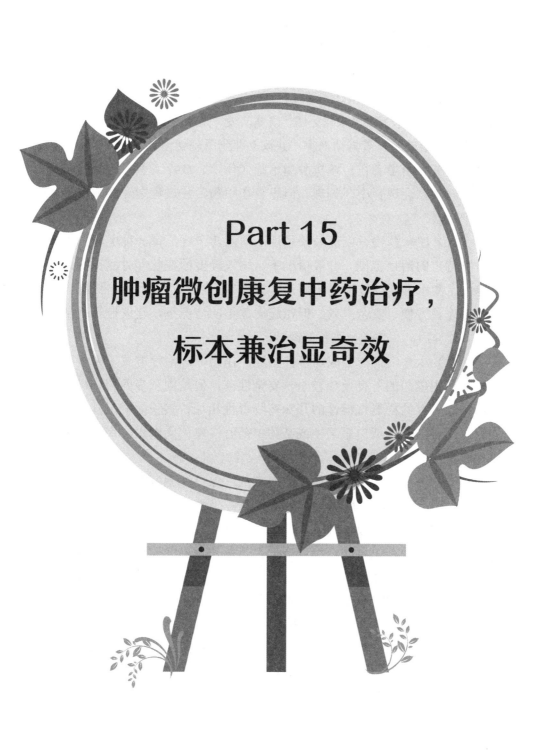

Part 15

肿瘤微创康复中药治疗，

标本兼治显奇效

1.中药治疗的用药原则及注意事项

中医认为，肿瘤伴随的并发症往往与肿瘤本身或治疗相关，对于较轻的病症，中医治疗能够达到标本兼治的效果。把中医防病思想用于肿瘤并发症，"未病先防，既病防变"是中医治疗的重要方面。但值得提醒的是，若病情严重，建议立即到医院就诊。

很多肿瘤患者在传统抗肿瘤治疗（化疗、放疗、手术等）的同时或间歇期会选择中药调理。但患者在中药治疗过程中，必须注意以下几点：

（1）注意药物适应证及禁忌证：同西药一样，每一种中药也有自身特定的治疗范围。一般情况下，比较轻度的症状如骨髓抑制、癌痛、腹水等，往往通过中药治疗能够得到缓解，并且价格低廉、获取途径方便、安全有效。但在起病危重的情况下，建议自行科学急救处理后，尽快送至医院就诊。

（2）注意汤剂与中成药毒性相加：作为绿色治疗方式，大多数中药及中成药的不良反应较小、安全性高，但是同众多西药一样，不排除具有同样器官毒性的几味药物毒性相加、累积的情况发生。因此，若选择长期口服某种或某些中药时，建议向医生咨询，以确保服药安全。

（3）注意中药治疗疗程及变换方剂：像白细胞减低、发热等病症，中药治疗一段时间后，症状或可缓解，此时是否需要继续治疗，建议咨询医生。一般情况下，若患者在化疗期间，可继续口服具有升白作用的中药以预防白细胞减低；若发热是由肿瘤引起（肿瘤相关性发热），则建议持续口服中药一段时间后密切观察。较长时间（一般1～3个月）口服同一方剂中药后，也同样建议去医生处复诊，咨询是否需要停药或更换其他方剂，以减少药物不良反应。

（4）注意中药的煎药要点及服药期间的忌口：在煎制的过程中，方法和火候的掌握也很重要。现在很多医院中药房都会出具熬药说

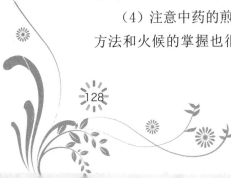

明，可依法煎制，或咨询医生是否有特殊注意事项。避免空腹口服中药，以减少抗肿瘤中药对胃黏膜的过强刺激而导致的呕吐、腹泻等反应。服药期间，避免生冷、辛辣饮食。遵医嘱的情况下，可与具有相同治疗指征的西药同服。

2. 中药的煎煮方法

（1）煎药器具：不锈钢器皿，忌用铁、铜、铝等金属器皿。

（2）煎药用水：可做饮用的水都可以用来煎煮中药，中药入煎前先用冷水浸泡 30 分钟，用水量一般以浸过药面 1 ～ 2 厘米为宜。

（3）煎药时间一般药先大火煮沸后再小火煎 30 分钟，期间要搅拌药料 2 ～ 3 次；解表药、清热药、芳香类药物不宜久煎，大火煮沸后小火维持 10 ～ 15 分钟矿物药、骨角类、贝壳类、甲壳类及滋补药宜小火久煎，大火煮沸后小火慢煎 40 ～ 60 分钟。

（4）特殊药物的煎煮方法：冲服药，将冲服药直接用煎好的药汁或开水溶解后服用；颗粒剂，将颗粒剂直接用开水溶解后服用（疗效相同但口感较差），如煮沸一下再服口味会好一些。

（5）煎煮次数每剂中药通常煎 2 次，第 2 次煎时间可略短，一般为大火煮沸后小火维持 15 ～ 20 分钟。

（6）煎药量儿童每剂 50 ～ 100 毫升，成人每剂 150 ～ 200 毫升。

（7）服药方法每日 1 剂，通常连续煎煮 2 次，混合 2 次药汁后分 2 ～ 3 次服用抗癌类中药宜饭前空腹服用，以减少与胃黏膜接触时间，避免损伤胃；补益药饭后或两餐之间服为宜，中药多宜温服，但治疗胃出血止血药则宜凉服。

3. 常见肿瘤并发症的中医治疗

（1）白细胞减少：化疗是现代医学对恶性肿瘤治疗的主要手段之一，其在抑制或杀伤肿瘤细胞的同时也会杀伤正常机体细胞，最常见的毒副作用之一是骨髓抑制，可造成白细胞数量减少，抗病毒能力降低，致使患者易感染，并影响化疗的完成。从中医角度考虑，化疗药作为邪毒侵害机体，致使气血脏腑损伤，尤其是肾脏受损、脾胃失调。对于1度粒细胞减少（白细胞总数低于$4×10^9$/L），原则上可选择口服升白药物或中医方法，目前以益气养血、健脾和胃、补益肝肾为治疗化疗后白细胞减少症的常用方法。

家庭用药可取黄芪、党参、白术、熟地黄等煎服，或取黄芪口服液、刺五加冲剂、八珍颗粒剂等中成药服用。

可选择的食疗方如下：

1）人参莲子白木耳菜

原料：生晒参3～9克，莲子30克，白木耳30克，冰糖适量。做法：煎锅中放适量水，下入生晒参（从3克开始逐步增加）、莲子、白木耳，小火炖1小时左右，最后用冰糖调味即可，每日1次，连服7日。

2）西洋参红枣冰糖饮

原料：西洋参3～12克，红枣30克，冰糖30克。做法：煎锅中放适量水，下入西洋参（从3克开始逐步增加）、红枣、冰糖，小火炖1小时左右即可，置冷后代茶或冲茶饮，每日1剂，连服7日。

（2）血小板下降：随着粒或粒-巨集落刺激因子的广泛应用，中性粒细胞减少得到了有效控制，而卡铂、吉西他滨等药物引起的较明显的血小板减少症目前尚无令人满意的治疗方法。西医治疗以输注血小板为标准治疗，但因保存时间短、供血来源缺乏、花费较高，并且可能发生血源性感染、输血反应及血小板抗体等，临床应用受到限制；白细胞介素-11（IL-11）、血小板生成素（TPO）虽有较好疗效，但因不良反应大、价格昂贵等原因还不能被广泛用于临床。因此，中医药在防治化疗不良反应方面发挥着重要作用。

除常规对症治疗外，每天服用升血小板方（党参、白术、生黄芪、鸡血藤、骨碎补、枸杞子、藕节、花生衣、大枣等），可显著升高

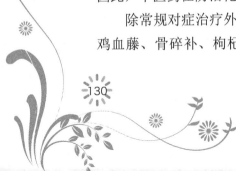

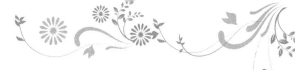

化疗后血小板最低值和化疗第 21 天血小板值。

可选择的食疗方如下：

1）冬虫夏草炖甲鱼

原料：甲鱼 500 克，冬虫夏草 12 克，盐、味精适量。做法：砂锅中放适量水，下入甲鱼、冬虫夏草，小火炖 2 小时左右。最后用盐和味精调味即可，分次服用，以患者舒适为度。

2）核桃仁蜜枣点心

原料：核桃仁 30 克，蜜枣 5 枚。做法将上述原料置锅中蒸 30 分钟即可食用，连服 7 日。

中医药治疗可防治化疗后血小板减少症，能有效地提升血小板水平，并改善患者头晕、乏力、纳差等临床症状，有助于提高患者的生活质量。同时对合并有白细胞和（或）血红蛋白下降的患者也有一定帮助。

（3）贫血：肿瘤相关性贫血（CRA）是指由于肿瘤本身或者抗肿瘤治疗（如放疗、化疗）过程中引起的一类贫血，是恶性肿瘤常见的并发症，临床上发病率比较高，造成 CRA 的原因是多方面的。化疗过程中患者食欲减退导致营养物质铁、叶酸、B 族维生素缺乏，感染、微血管病变、化疗导致肾损伤、失血、组织细胞被肿瘤浸润等均是常见原因。贫血引起的神疲乏力、头晕耳鸣、失眠健忘等症状严重影响着肿瘤患者的生活质量，降低了临床疗效，影响了患者的预后。研究表明，贫血在肿瘤细胞缺氧、肿瘤新生血管生成和肿瘤转移趋势之间起着主要的、复杂的作用，贫血使血携氧能力下降，缺氧能直接影响抗肿瘤药物的作用机制，降低放疗敏感性，诱导多种生长因子及基质降解酶的表达，加速肿瘤细胞的浸润和转移。

中医药治疗贫血在中医中属于"虚劳、虚损、血虚"等范畴。中医认为脾肾亏虚、气血两亏是 CRA 的根本病机。临床上研发了一些有效的中成药制剂和口服汤药用于治疗 CRA。

相关中成药制剂：

1）贞芪扶正颗粒

贞芪扶正颗粒为女贞子、黄芪等中药组成的复方褐色提取物。可用于肿瘤患者的手术、放疗、化疗的辅助治疗，可促进人体免疫功能的恢复，提高远期疗效。

2）健脾益肾颗粒

健脾益肾颗粒由党参、白术、枸杞子、女贞子、补骨脂（盐炙）、菟丝子组成。既补先天，又补后天，补而不滞，温而不燥。经过临床证实，该方可减轻乏力、心慌、恶心呕吐等症状，减轻化疗药物的毒副作用，保护骨髓造血干细胞，提高机体免疫力，抑制肿瘤细胞增殖转移，提高患者生存质量，延长生存期等方面均有良好作用。

3）复方阿胶浆口服液

复方阿胶浆以"血肉有情"之品阿胶为君，滋阴补血，臣药人参大补元气，培补后天之本，熟地黄滋阴补肾，补气兼有消导，补血并活血，补而不腻，以达健脾补肾、补气养血之效。阿胶的主要成分为蛋白质及水解产物氨基酸，并含有 27 种无机盐，服用后可迅速增加红细胞和血红蛋白含量，改善体内钙平衡，具有促进人体造血、免疫等功能。特别强调一下，阿胶本身含有丰富的铁元素和较高的动物蛋白，是一种极易被吸收的铁补充剂，服用阿胶可使机体内铁元素的摄入量增加，从而有效地控制缺铁性贫血。所以，阿胶对于贫血或缺铁性贫血的人群来说是最佳的选择。

可选择的食疗方如下：

1）冬虫夏草童子鸡汤

原料：冬虫夏草 12 克，天麻 15 克，枸杞子 10 克，童子鸡 1 只，姜片、黄酒适量。做法：把上述全部用料洗净放入锅内，放适量清水文火煮 2 个小时，调味即可，随量饮用。

2）冬虫夏草炖龟肉

原料：冬虫夏草 30 克，乌龟 250 克，西洋参 10 克，盐、味适

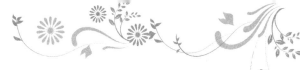

量。做法：先将龟放入一个小盆内，加热水（约40℃），使其自行排尽屎尿。去掉龟头、足，剁开龟壳，除去内脏，用清水洗2～3次。炖锅中放适量水，将冬虫夏草、乌龟、西洋参一齐放入锅内，小火炖2小时左右，最后用盐和味精调味即可，分次服用，以患者舒适为度。民间有龟肉不宜与酒、果、瓜、猪肉、苋菜同食之说，仅供参考。

另外，胡萝卜猪肝汤、枸杞羊肝汤、猪肝面等都是不错的选择，可供参考。

（4）便溏／腹泻：便溏，指大便不成形，形似溏泥，多见于脾虚者。表现为大便时溏时泻，迁延反复，顽固不化，饮食减少，食后脘闷不舒，稍进油腻食物则大便次数明显增加，面色萎黄，神疲倦怠，舌淡苔白，脉细弱。脾胃是人体纳运食物及化生气血最重要的脏腑，对恶性肿瘤患者来说，食疗亦不可缺少，但必须根据患者的体质和病情来选择饮食，即所谓"辨证施食"。若自我调理后腹泻无缓解，或出现严重腹泻（每日腹泻次数＞4次），应尽快前往医院诊治。

可选择的食疗方如下：

1）茯苓粉粥

原料：茯苓细粉30克，粳米30克，红枣7枚。做法：将上述原料加水做成粥，每日1～2次，可作早晚餐食用

2）薯蓣汤

原料：淮山药30克，茯苓15克，神曲10克，红糖10克。做法：上述原料水煎顿服，每日1剂。

3）黄芪山药莲子粥

原料：黄芪100克，山药100克，芡实100克，莲子肉（去心）100克。做法：将上述原料洗净煮粥，可作早晚餐服食。

（5）便秘：肿瘤患者之所以发生便秘，与癌症本身的特点有很多关联。使用化学治疗药物，对消化道黏膜有直接的刺激作用，患者容易现脾胃气机升降失调、湿邪内生的症状，如恶心呕吐、便秘等。

总之，癌症患者便秘多以虚为本，病程中虚实夹杂，导致便秘反复难愈。尤其是晚期癌症，长期服用吗啡类制剂，便秘更是常见症状。中医治疗便秘可采用适量番泻叶代茶饮，或大黄颗粒剂、火麻仁、麻仁丸等适量口服，具体剂量因人而异，根据自己的情况调整。应注意，剂量最好循序渐进，以免剂量过大造成腹痛、腹泻等，适得其反。

近年来，中医外治法因其疗效显著、无毒副作用，已成为各医家研究的重点。家庭操作可采用按摩疗法，即按摩天枢穴（脐旁2横指），每日1～2次，每次10分钟。热秘加按曲池穴，气秘加按中脘穴，虚秘加按足三里穴，冷秘加按关元穴。

可选择的食疗方如下：

1）香蕉粥

原料：香蕉150克，粳米50克，水适量。做法：把洗净的粳米倒入锅内，熬为稀粥后将香蕉去皮切为薄片放入锅内，烧开即可食。功效：具有清热润肠之功效，适用于热秘。

2）五仁粳米粥

原料：黑芝麻、松子仁、柏子仁、胡桃仁、甜杏仁各10克，粳米100克，白糖适量。做法：将黑芝麻、松子仁、柏子仁、胡桃仁、甜杏仁，与粳米碾碎，加水煮粥。服用时加少许白糖，每日早晚服用。功效：适用于气血两虚引起的便秘。

3）菠菜芝麻粥

原料：粳米100克，菠菜200克，芝麻50克，水、盐、味精适量。做法：先把洗净的粳米倒入锅内，熬为稀粥后放入菠菜，煮沸后再放入芝麻、盐、味精即可。功效：空腹时服用能润燥通便，养血止血。

此外，对通便有帮助的饮食习惯有以下几点：①多渣饮食，即食纤维量多的食物。膳食纤维在肠道内不能被消化吸收，但可吸收水分使大便容量显著增加，从而刺激肠道蠕动，将粪便向下推，产生便意，帮助排便。多渣食物有芹菜、韭菜、豆芽、竹笋、大白菜、

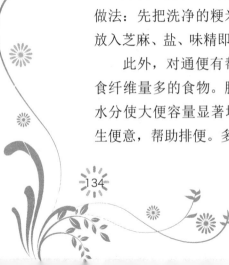

卷心菜、红薯等。②多喝水。膳食纤维水解和膨胀需要水分，凉开水有刺激结肠蠕动的作用，每日定时如厕前 10 ～ 20 分钟喝一大杯凉开水，可引起便意。③适当增加脂肪摄入量。④少食辛辣类及刺激性食品。浓茶及苹果等含鞣酸较多，有收敛作用，可致便秘，尽量不食。可常食蜂蜜、香蕉等，有通便作用。

（6）手足干裂：多见于恶性肿瘤患者采用分子靶向药物治疗时服用多吉美（索拉菲尼）引起的手足反应，表现为皮疹、湿疹、指（趾）甲损伤和手足干裂。中医对皲裂早有记载，明代《外科启玄》中就把这种手足部皮肤弹力消失或减弱所致的皲裂定名为"破裂疮"。如果裂隙比较深，流血且疼痛剧烈，舌淡，苔薄白，脉细数，则可用当归、何首乌各 15 克，熟地 30 克，白芍 10 克等水煎服，一日分 2 次饮用。

除了药物治疗以外，值得一提的是食疗法。俗话说"药补不如食补，食疗胜似药疗"。用食疗的方法治疗皲裂疮行之有效且易于坚持。

可选择的食疗方如下：

当归羊肉粥

原料：当归 15 克，羊肉 50 ～ 100 克，粳米 30 ～ 50 克。做法：将上述原料煮烂成粥食之，每日 1 次或隔日 1 次，入冬时连服 10 次。

对于手足皲裂疮，还应以濡润为治疗关键，外治法在皲裂疮的治疗中占了很大比例。下面介绍几种外治法：①红花、松香、黄蜡各 5 克，白芨 4 克，凡士林 100 克。制成软膏外涂患处，每日 3 次。②白芨 15 克，白蔹 15 克，冰片 1 克。分别碾细和匀，用香油调敷患处。③地骨皮、白藓皮各 30 克，王不留行 15 克，明矾 10 克。水煎取汁，泡洗患处，每日 2 次，每次 10 ～ 15 分钟。泡洗后用小刀将皲裂处泡软的厚硬皮小心地削薄。

（7）皮疹：皮肤不适是表皮生长因子受体抑制剂最常见的不良反应，其中皮疹的发生率高达 75%，不仅会给患者带来身心上的不适，生活质量下降，而且会干扰肿瘤的最佳给药方法，对此目前尚无有效的治疗方法。中医药在皮肤病治疗中有其独特的优势。

用药多以清热凉血、解毒利湿为主。常用的中药有紫草、蝉衣、板蓝根、土茯苓、苦参、银花、黄芩等。

可选择的食疗方如下：

1）绿茶山楂饮

原料：绿茶 2 克，生山楂 25 克。做法：先将生山楂加水 400 毫升，煮沸 10 分钟，冲入绿茶，分 3 次温饮，加开水复泡续饮，每日 1 剂。

2）茶叶黄柏湿敷剂

原料：茶叶、黄柏各 50 克。做法：将黄柏加水适量煎沸 5 分钟之后，把药汁倒入加绿茶的碗中，置冷。可用纱布包绿茶湿敷患处，每日 3 次。

3）绿茶甘草饮

原料：绿茶 1 克，生甘草 5 克。做法：先将甘草加水 500 毫升煎沸 5 分钟，加绿茶，分 3 次，温饮，每日 1 剂。

4）金银花枇杷饮

原料：鲜金银花 10 克（或干品 5 克），鲜枇杷 4 个。做法：先将金银花加水 300 毫升煎沸 1 分钟，枇杷洗净，切开去核，捣烂，用金银花水冲泡，代茶频饮。功效具疏风散热止痒之效。

（8）痤疮：痤疮也是恶性肿瘤患者服用多吉美（索拉菲尼）等分子靶向药物治疗引起的反应之一，主要发生于面部及胸背处，表现为黑头粉刺、炎性丘疹、继发脓疱或结节、囊肿等，属于中医"肺风粉刺"范畴。

中医学对痤疮早有论述，治疗方法也是根据个人的症状、皮损的不同来辨证论治，所以往往会收到西医意想不到的奇效。中医将本类痤疮分为以下 2 型：

1）肺经蕴热：主要表现为粉刺初起，红肿疼痛，面部瘙痒，可有口干、小便黄、大便干燥、舌红苔黄。治疗以清肺凉血为主，常

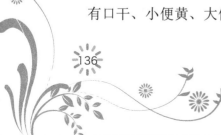

用药物有枇杷叶、桑白皮、知母、黄芩、金银花、赤芍、生地、生石膏、生甘草等。

2）脾胃湿热：主要表现为粉刺此起彼伏，连绵不断，可以挤出黄白色碎米粒样脂栓，或有脓液，颜面出油光亮，伴口臭、口苦，食欲时好时坏，大便黏滞不爽，舌红苔黄腻。治疗以清利湿热为主，常用药物有黄连、黄芩、白术、厚朴、白花蛇舌草、茵陈、生甘草等。

针灸对于痤疮有独特疗效。一般多选用肺经、脾经和胃经的穴位，如肺俞、合谷、曲池、血海、足三里、迎香、人中、长强等。用泻法，留针 20 分钟，左右交替，10 天为 1 个疗程。另外，也可以选用肺、内分泌、肾上腺、皮质下等耳穴疗法，效果也不错。

可选择的食疗方如下：

绿豆薏苡仁汤

原料：绿豆、薏苡仁各 25 克，山楂 20 克。做法：将上述原料洗净后加清水 500 毫升，煮沸 15 分钟即可，当茶饮。功效：适用于油性皮肤。

（9）冬令进补知多少

冬季从立冬开始，经过小雪、大雪、冬至、小寒、大寒，直到立春的前 1 天为止。冬三月草木凋零，冰冻虫伏，自然界万物生机闭藏，此季节正是人体"养藏"的最好时刻。《黄帝内经·四气调神大论篇第二》中指出："冬三月，此谓闭藏，水冰地坼，无扰乎阳，早卧晚起，必待日光，使志若伏若匿，若有私意，若已有得，去寒就温，无泄皮肤，使气亟夺，此冬气之应，养藏之道也。逆之则伤肾，春为痿厥，奉生者少。"冬天草木凋零，昆虫入蛰，所以把冬天叫作闭藏。冬天阴盛而阳衰，水结冰，地冻裂，是闭塞潜藏的时候，人在这个时期，应该是让屋子温暖，多穿衣服，做到固密御寒，使阳气不受扰乱，早睡晚起，必待日光，使精神潜藏伏匿，好像有私意存在胸中而不外露的样子，又好像外无所求，若有所得的情况。冬天寒冷，应该是避寒就温，也不使皮肤多出汗，以免使阳气随之外泄，如果使阳气外泄，是为夺气，夺之再夺，是为亟夺，不能使气亟夺，这是冬天潜藏季节的养生之道；如果违反了这个道理，应藏反泄，应冷反热，使气亟夺，那么就损害了应该潜藏的力量，也就减少了供应春天生长的功能，到了春天就要生痿厥病，所以说"奉生者少"。

此外，要注意冬季营养的补充。冬季进补无外乎食补和药补两种。

食补可增加一些膏粱厚味，如炖肉、熬鱼、火锅等，药补如阿胶、人参、鹿茸等。但应注意，无论哪种补法，均应根据自己身体需要和病情来进补，要辨证施食、辨证施药。该忌口的还要忌口，且不可乱补。特别是药补，一定要遵循医生的指导，以免对身体产生坏作用。事实告诉我们，有些肿瘤患者对于"冬季进补"这句话不进行具体分析，到了冬天乱用补品，结果造成轻者头晕、眼花、口干舌燥、脱发、掉牙，甚至有的流鼻血，重者则造成癌症复发和转移，危及生命。这样做不仅违背了"冬进补"的意义，而且违反了"养藏"的规律。再有，冬季人体肾气始旺，宜少吃咸味食物以保护肾脏。

现推荐几种效果颇佳的药粥食谱，具体操作如下：

1）羊肉粥

原料：羊肉 250 克，粳米 100 克。做法：先将羊肉洗净烹煮，切碎备用；粳米淘洗后，加适量水煮粥，煮至半熟时倒入羊肉，同煮至熟。吃肉喝粥。

2）胡桃粥

原料：胡桃 50 克，粳米 100 克。做法：将上述原料加水同煮作粥。

3）龙眼粥

原料：龙眼肉 30 克，粳米 100 克。做法：将上述原料加水同煮作粥。

4）枸杞粥

原料：枸杞 50 克，粳米 100 克。做法：将上述原料同煮作粥。

5）腊八粥

原料：粳米 100 克，花生仁 20 克，黄豆 20 克，莲子肉 20 克，红枣 20 克。做法：将上述原料同煮作粥。

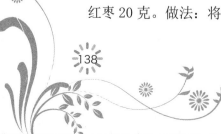

Part 16

教你一些防癌小知识

1. 中国肿瘤流行现状如何

（1）不论城市还是农村，肿瘤都是中国居民的主要死亡原因。

（2）中国肺癌男性发病率中居首位，女性发病率中居第二位。

（3）中国肺癌男性及女性死亡率均居首位。

（4）中国目前肿瘤发病居前五位的肿瘤依次为：肺癌、胃癌、肝癌、食管癌、结直肠癌。

（5）随着年龄的增长，中国男女发病率及死亡率均逐渐上升。

（6）相比10年前和20年前，人们现在直观的感觉似乎是：亲戚或朋友中有人得癌症已经不再是什么稀奇的事。原先多见于老年人的癌症，也出现了向青壮年甚至少年扩散的趋势。

2. 如何预防癌症发生

癌症的发生，既与大环境污染、饮食安全、遗传有关，也与个人不良生活习惯有关。以饮食安全为例，动物实验证实，如果在食物中加入黄曲霉素，数月之内就会让一只健康的老鼠患上肝癌。很多人不在意食品选择和食品安全卫生问题，这就为癌症的发生埋下了潜在的危险因素。

美国癌症研究所曾公布抗癌新食谱——低脂肪、高纤维、纯天然。研究发现，只要饮食习惯合理，许多癌症是可以预防的。同时还要适当运动，提高自身身体素质，可以起到预防癌症发生的作用。

3. 怎样做到健康饮食

（1）多素少荤：只靠一种食物单打独斗无法降低癌症危险，但如果把它们合理地搭配起来，效果就会迥然不同。就餐时，素食至少要占2/3，而动物蛋白最好不超过1/3。

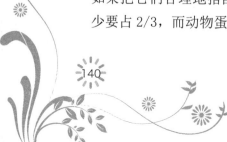

（2）每日5份果蔬：超重会增加结肠癌、食管癌和肾癌等多种癌症发病概率。而水果蔬菜既有助于保持健康体重，又有助于降低癌症风险。专家建议，每日至少吃5份水果蔬菜。

（3）叶酸早餐：美国癌症协会表示，补充叶酸的最佳方法不是吃药，而是多吃水果、蔬菜和强化谷物食品。叶酸有助于预防结肠癌、直肠癌和乳腺癌。每天早餐中的谷物和全麦食品是叶酸的最好来源。其他富含叶酸的食物还包括：橙汁、柠檬、草莓、芦笋、鸡蛋、鸡肝、豆类、菠菜、莴苣等。

（4）少吃加工熟食：偶尔吃一次三明治或热狗，对健康并无大碍。但少吃腊肠、火腿之类的加工肉食，有助于降低结直肠癌和胃癌的发病率。另外，熏肉和咸肉中潜在的致癌物也会增加癌症风险。

（5）时常喝绿茶：每天上班给自己泡杯茶。经常喝茶会降低膀胱癌、胃癌和胰腺癌的发病率。其中，绿茶具有较强的抗癌功效，它可以预防结肠癌、肝癌、乳腺癌及前列腺癌。

（6）控制饮酒量：口腔癌、喉癌、食道癌、肝癌和乳腺癌都与饮酒密切相关。饮酒还会增加结直肠癌的风险。美国癌症协会表示，即使男性日饮酒量控制在2杯，女性每日1杯，仍然会增加癌症发病率。

（7）喝白水最好：喝白水比其他饮料有助于增加排尿量，可以更好地稀释膀胱中潜在的致癌物。

（8）炸、烤、焙增加患癌风险：在高温下炸、烤或焙会导致肉食形成某些化学物质，增加致癌危险。而蒸、煮、炖等烹调方式相对较安全。另外，炖肉时最好加一些富含营养和防癌作用的蔬菜。

（9）少吃糖：虽然糖未必会直接导致癌症，但热量摄入过多，是肥胖的重要病因之一。而肥胖又是一大癌症风险。因此富含维生素的水果可以作为糖的替代品。

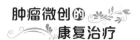
4. 平常如何适当运动

运动：记个"1357"

美国《癌症预防的营养与运动指南》提示，癌症患者要进行有规律的锻炼，每周至少 150 分钟的中等强度锻炼，一周 2 次的力量训练。

锻炼可减少癌症发生的风险，包括乳腺癌、结直肠癌、前列腺癌和卵巢癌等。锻炼也被证实可改善生活质量，消除疲劳、心理困扰、抑郁等症状。

运动遵循"1357"

每天坚持 30 分钟以上运动，患癌风险就能有效降低。在为自己和家人制订运动计划的时候不妨遵循"1357"：

1——每天最好运动一次；

3——连续运动不少于 30 分钟；

5——如果不能保证天天运动，争取一周运动 5 次；

7——运动的心率约等于 170 减去年龄。

5. 防癌一定要远离烟酒，预防肥胖

生活：远离烟酒、肥胖

烟酒是打开癌症大门的"推手"，肥胖更不用说了，跟 17 种癌症有关系，这些都得避而远之。

（1）远离烟酒：每天吸烟 20 支以上的人，患癌症的风险比不吸烟者要高出若干倍，女性比男性患癌的风险更大。有人说，我家二大爷吸了一辈子烟照样活到 80 岁，这只是个例，也是自我安慰。吸烟不仅和肺癌有关，还会让人更易得胃癌、结直肠癌、宫颈癌、乳腺癌等癌症，所以戒烟要从现在开始。

吸烟者在 40 岁时戒烟，至少能增加 9 年的寿命；50 岁时戒烟至少能增加 6 年寿命；60 岁能增加 3 年寿命。戒烟永远都不晚，但越

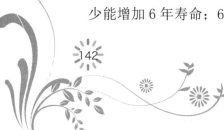

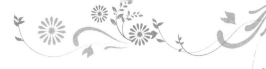

早越好！

喝酒要适量，如果实在喜欢喝，男性每天喝酒量最好别超过 20 克，女性最好少于 10 克，而且是酒精含量不超过 15% 的低度酒。

（2）盯住体重：一胖不但拉低颜值，还成了健康的绊脚石。英国研究人员对 524 万人进行了长达 7 年半的追踪调查后发现，肥胖与子宫癌、甲状腺癌、肾癌、胆囊癌等 17 种癌症都有显著的相关性。①标准体重中，男性腰围要控制在 85 厘米以内；女性腰围不应该超过 80 厘米；②减肥是场持久战，不能光想着走捷径，减肥药是非常不推荐的；③除了少吃多动，减少脂肪、糖分和盐的摄入外，还要避免一些令人意想不到的发胖因素，如房间灯光太亮会让你吃得更多，边看电视边吃饭更容易发胖等；④掌握一些饮食技巧也能减少摄入。比如，细嚼慢咽更易产生饱腹感，每口饭菜嚼 15～20 下，先喝汤再吃菜等也可以让你产生饱腹感，减少主食的摄入。

6. 如何定期体检，早期发现肿瘤

有人认为："我身体很好，上次查过没什么问题，不用定期查"，或者认为"单位出钱我就查，要我自己出钱就算了"。对汽车我们不忘年年检修；对房子，住个五六年也不忘粉刷，唯独对我们这台用了几十年的"人体机器"，很多人嫌麻烦，怕花钱，不重视定期体检。所以我们要定期体检，注意事项如下：

（1）提前 15 年体检：有肿瘤遗传家族史的人，除了一般体检外，一定要在比直系亲属的患癌年龄早 15～20 年时去肿瘤专科医院或科室做防癌体检。比如，直系亲属 55 岁查出癌症，那么你在 35～40 岁的时候就应该启动防癌体检。

（2）40 岁以上最要留意：40 岁以上人群，患癌风险明显加大，需要更加重视癌症的定期筛查。

（3）防癌筛查要有针对性：40 岁以上、有吸烟史、工矿职工、长期接触放射性物质的人属于肺癌的高危人群，应每半年到一年做

一次肺癌筛查；

50 岁以后，有结直肠息肉、腹泻、便血病史的人，最好做肠镜筛查或 CT 检查；男性还应该增加前列腺特异抗原检查。

7. 肿瘤指标升高就是癌症了吗

我们要正确对待正常和异常的检验结果：化验值轻度升高不一定有意义，不必惊慌，因为其影响因素有很多，就连小小的感冒都可以造成异常，因而当检验结果一切正常时并不能代表身体健康，而轻度异常也并不能代表患有肿瘤。处于亚健康状态可能会出现某些肿瘤标志物的异常，这主要是受医疗机构的设备和检测技术的限制，同时也是因为缺乏特异性的肿瘤标志物。当然，结果异常者要引起重视，特别是成倍增高，2～3 个以上指标成倍升高时有意义，当动态监测，持续升高时，这个时候就要进行复查或一些其他必要的检查来确定引起标记物增高的原因。因此，如果出现检验结果异常不要恐慌，更不要对号入座，给自己妄下诊断，而是应该到专业性医院请有经验的医生仔细分析，进行进一步检查来排除或确诊。

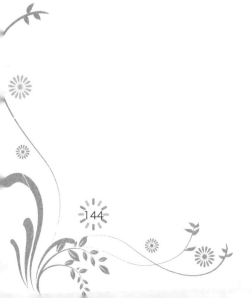

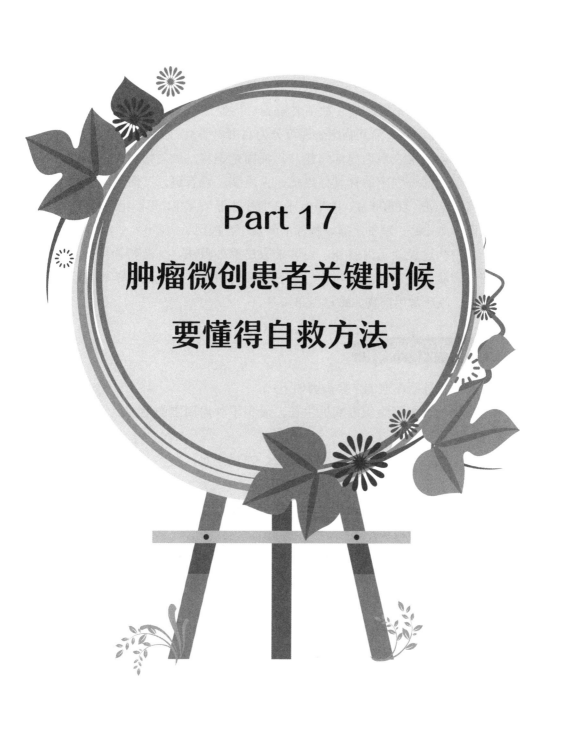

Part 17

肿瘤微创患者关键时候
要懂得自救方法

1. 癌症疼痛的自救方法

癌症疼痛系指肿瘤压迫、侵犯有关组织神经所产生的疼痛，为癌症临床常见症状之一。中医认为，癌症疼痛的发生主要为邪毒内蓄、气滞血、不通则痛，故消肿解毒、活血理气为治疗癌症疼痛的主要法则。癌症疼痛其临床表现可分为邪毒内盛型、血瘀型及气滞型。邪毒内盛型常表现为局部灼热，疼痛固定不移，触之增剧。血瘀型常表现为部分固定的针刺样疼痛，舌质黯，舌有斑。气滞型常表现为痛无定处，攻窜胀痛。由于上述 3 型往往混杂互见，不能绝对分开，因而活血化瘀、理气止痛、解毒消肿常配合应用。

用药途径除了内服外，还可采取局部外敷法。外敷药物可采用药性较猛、浸透性强的药物，它可弥补内服药的不足，使药物直达病所。临床常用药物如蟾乌巴布膏等。

2. 出血的自救方法

恶性肿瘤出血的主要病因如下：

第一，肿瘤组织浸润性生长，侵犯了肿瘤周围的毛细血管致使血管破裂出血。

第二，肿瘤组织由于生长过度，血供不足，营养不良，发生自身坏死溃破而出血。

第三，放射治疗损伤了血管管壁，使血管壁纤维化，通透性增加造成渗血和溢血。

第四，放疗、化疗以后，骨髓造血功能受到抑制，血小板生成减少或者放、化疗损害了肝功能，在肝脏合成的凝血因子量减少，都会造成出血。

第五，恶性肿瘤患者的血液处于高凝状态，要消耗掉大量的血小板和凝血物质，也会造成出血或加剧出血倾向。出血量较大或出血持续不止，应立即到医院就诊。送医之前，可在家使用三七、花

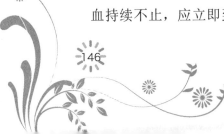

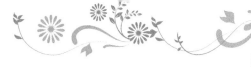

蕊石、侧柏叶、茜草等，或用云南白药敷于患处，或口服以防治消化道出血。

3. 发热的自救方法

发热是恶性肿瘤中晚期阶段常见的症状。恶性肿瘤引起发热有多种原因，如癌组织生长过速，血液供应不足，引起坏死、液化和溃烂，这些坏死的癌组织被人体吸收，会引起发热；在癌组织刺激下，机体发生白细胞向肿瘤组织浸润等免疫反应，白细胞释放出的致热原也可引起发热；癌灶及周围组织合并细胞感染，或者癌组织阻塞空腔器官，使之引流不畅而继发局部或全身性感染引起感染性发热；使用某些抗癌药物，有发热的不良反应癌症患者长期营养不良、过度消耗，致使体温调节中枢失去平衡等可引起发热。

（1）感染性发热：癌症患者的发热常因并发细菌、病毒、霉菌或寄生虫感染而引起，尤其是放、化疗后粒细胞减少的患者更易发生。临床上有 60% ～ 80% 肿瘤患者的发热是由感染引起的。表现为突然发病、高热，体温 39 ～ 41 ℃，有或无寒战，伴有咽喉疼痛、流涕、咳嗽等呼吸道症状，出现急性淋巴结肿大和脾肿大等。白细胞计数高于 $10.0 \times 10^9/L$ 或低于 $4.0 \times 10^9/L$。

肿瘤患者的感染性发热，病之本为肿瘤引起的脏腑气血虚损或阴阳失调，有感外邪为其标，即内伤基础上的外感。临床多以低热为主症（少数可有高热），发热时作时止或发有定时，也有部分患者仅自觉发热，或五心烦热，而体温并不升高。伴发症状有五心烦热、头晕神疲、自汗盗汗、脉虚弱无力等。药用清热去病毒，如银柴胡、胡黄连等。针刺对感染性发热有一定退热效果，手法均为泻法，上肢取曲池、合谷，配内关、手三里，下肢取足三里、阳陵泉、三阴交。

（2）癌性发热：癌性发热也属于中医的内伤发热的范畴。中医认为，癌性发热主要是由于气血阴精亏虚，脏腑功能失调，邪实痰瘀阻滞等，都可以导致发热。治疗可取新癀片 3 片，每日 3 次口服。

或用针灸法：①针刺大椎、内关、间使等穴，或熏灸气海、关元、百会、神阙、足三里等穴，可用于气虚发热的治疗。②刺期门、行间、三阴交等穴，可用于气郁发热的治疗。

4. 紫癜或皮下出血的自救方法

紫癜可分为过敏性紫癜和单纯性紫癜，后者是以出血及外周血小板减少，骨髓巨核细胞数正常或伴有成熟障碍为主要表现的出血性疾病，严重者可出现颅内出血而危及生命。前者是一种由于患者体内产生自身抗血小板抗体，致使血小板破坏过多、寿命缩短、数量减少为病理特征的自身免疫性疾病。中药近年来治疗本病也颇有成效，且具有毒副作用低、远期疗效好的优点。据报道，患者服用花生衣浓缩制成的血宁糖浆后，可收到满意的效果。

5. 腹水的自救方法

癌性腹水多由原发性肝癌、胃癌、肠癌、卵巢癌等转移所致，其中以肝癌为常见，治疗除适当利尿、补充白蛋白之外，可考虑中药疏肝理气，利湿消肿。药用大腹皮、猪苓、茯苓皮、车前子、怀山药、茯苓、泽泻等煎服。

6. 呃逆的自救方法

呃逆症，俗称"打嗝"古无此名，《黄帝内经》谓之"哕"，后世称之为呃逆。西医认为呃逆是由于膈肌痉挛所致。肿瘤患者在放疗、化疗期间或者手术后常可见顽固性呃逆，常规对症治疗无效，配合降逆止呕的汤剂中药。或针灸疗法常可获得满意疗效。

（1）常规方法

1）深呼吸的方法：比如，在进食时发生呃逆可以暂停进食，做

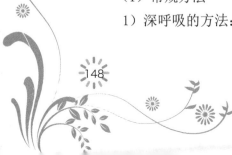

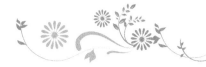

几次深呼吸，往往在短时间内能止住。

2）喝水弯腰法：将身体弯腰至 90 度时，大口喝下几口温水，因胃部离膈肌较近，可从内部温暖膈肌，在弯腰时，内脏还会对膈肌起到按摩作用，缓解膈肌痉挛，瞬间达到止嗝的目的。

3）屏气法：直接屏住呼吸 30 ～ 45 秒，或取一根干净的筷子放入口中，轻轻刺激上颚后 1/3 处，打嗝会立即停止。但心肺功能不好的人慎用此法。

4）伸拉舌头法：打嗝不止时，用一块干净的纱布垫在舌头上，用手指捏住舌头向外伸拉。此时，会感到腹部有气体上升，打嗝自然消除。

5）吞气法：打嗝间断时，在口里储存一股气，咽下去（像咽饭团样），接着再咽一次（第 2 次比第 1 次更难），根据实际情况可以此类推。咽下去的气会止住打嗝。

（2）西医方法

1）东莨菪碱：用东莨菪碱 0.3 ～ 0.4 毫克肌内注射，每 6 ～ 12 小时 1 次，直至打嗝停止。

2）甲氧氯普胺：甲氧氯普胺 10 毫克肌内注射，一般用药后数小时内可见效。

3）哌甲酯：肌注哌甲酯 20 毫克，无效者 2 小时后再重复给药。

（3）中医方法

1）中药：有报道可用华蟾素注射液 2 ～ 4 毫升肌内注射，每日 2 ～ 3 次。一般用药 1 ～ 2 次后打嗝减轻，3 ～ 4 日后症状完全消失。也可选旋覆代赭汤等。

2）穴位按摩：呃逆频繁时，可自己或请旁人用手指压迫两侧的少商穴。少商穴位于大拇指甲根部桡侧面，距指甲缘约 0.1 厘米，在赤白肉际交界处。压迫时要用一定的力量，使患者有明显酸痛感。

3）穴位注射：应用异丙嗪或维生素 B_6、甲氧氯普胺进行足三里或合谷穴注射用 1 毫升注射 7 号针头抽取适量灭菌生理盐水配至 1 毫升，常规消毒穴位周围皮肤，向穴位垂直进针 1 ～ 3 厘米，抽吸无回血后将药液全部注入，每日 1 次，两侧穴位交替注射，3 日为 1 个疗程。注意穴位注射疼痛感往往比较显著，痛觉敏感患者应避免使用。

7. 腹胀的自救方法

腹胀是消化道肿瘤常见的消化系统症状，引起腹胀的原因主要见于胃肠道胀气、腹腔肿瘤各种原因所致的腹水等，可采用皮硝外敷的方法缓解胃肠胀气、腹水引起的腹胀症状。若同时伴有腹胀、腹痛、呕吐、停止排气排便等症状，需考虑发生肠梗阻的可能，建议尽快就诊，在家中可先适当减少进食（注意避免低血糖），以及使用通便治疗，如口服香油、菜汤、液状石蜡或乳果糖等，应避免使用作用过强的通便药，以防造成肠痉挛引起严重腹痛。

8. 咳嗽的自救方法

若咳嗽同时伴有发热、咳痰（黄色 / 白色黏痰、拉丝状白色痰），则应考虑呼吸道感染的可能，建议尽早到医院就诊，结合痰培养和药敏结果行静脉或口服抗生素治疗，而不提倡一味止咳。若肿瘤患者出现难以抑制的较长时间的刺激性干咳，而且肺部有肿块，则应考虑由肿块造成的支气管刺激而引起咳嗽症状。不妨采用以下办法缓解挥之不去的"恼人"咳嗽。

（1）药物：西药往往含有可待因等阿片类成分，止咳作用强，但长期使用有一定的"成瘾"风险，如可待因片剂、新泰洛其等；中成药如川贝枇杷膏、棕铵合剂等，也有不错的效果。

（2）食疗方

1）陈皮生姜白蜜饮

原料：陈皮、生姜、白蜂蜜。做法：取陈皮、生姜适量熬水后加入少量白蜂蜜后饮用。功效：已得到部分患者的验证，确实具有

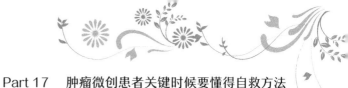

良好的止咳作用。

2）姜汁白蜜饮

原料：姜汁 1 汤匙、白蜂蜜 1 汤匙。做法：取姜汁、白蜂蜜混合后隔水加热，睡前服，连服 3 天。功效：已得到部分患者的验证，具有良好的止咳作用。

3）川贝蒸雪梨

原料：川贝 3 克，雪梨 1 个。做法：将雪梨去核，置入川贝，隔水蒸 20 分钟，趁热睡前服，连服 3 日。功效：清热润肺，化痰止咳。

Part 18

肿瘤微创患者护理常识

1. 全麻下肝脏肿瘤消融术的护理

（1）术前护理：①情志护理：患者均存在不同程度的紧张、焦虑、恐惧、担心术后疗效等复杂心理，应向患者及其家属做好解释工作，介绍射频治疗的方法，使患者以较好的心态接受治疗；②术前完善各项检查，肺功能、B超、心电图及实验室检查；③胃肠道准备：术前晚 10 点禁食禁饮；④遵医嘱术前运用补液支持治疗；⑤备皮：术前嘱患者用清水洗净上腹部；⑥术前训练在床上解大小便；⑦在患者左上肢留置 22G 静脉留置针，准备一次性吸氧面罩；⑧根据医嘱监测患者生命体征一次；⑨嘱患者将贵重物品，首饰，钱包等交亲属保管，有假牙应取下。

（2）术中护理：①患者术中取仰卧位，了解患者的病变部位，进针角度，帮助患者摆好体位，暴露治疗区域；②正确连接心电监护，严密观察患者生命体征及病情变化，每 5 ～ 15 分钟记录一次，若心率 < 60/ 分钟，遵医嘱应用阿托品；③在患者左上肢连接静脉输液通路，保持通畅；④术中并发症的观察：肝被膜下出血、气胸、血压升高或下降、心律失常、心包填塞、胆汁漏等；⑤治疗结束后密切观察患者苏醒情况，是否睁眼，神智恢复，拔管后密切监护患者呼吸情况，保持呼吸道通畅，观察有无呼吸道阻塞现象，防止舌后坠、痰痂堵塞气道引起缺氧、窒息，予面罩吸氧；⑥患者从麻醉状态完全清醒后，自主呼吸正常，生命体征平稳后送回病房。

（3）术后护理：①监测生命体征及病情变化。术后每半小时测血压，连续 6 次，或遵医嘱。连续吸氧 2 小时，第二日晨测 T、P、R、Bp 一次。②加压包扎穿刺点 12 ～ 24 小时，绝对卧床休息（平卧位或半卧位）12 小时，避免用力屏气，防止腹内压增高。③术后第一天去除腹带，更换穿刺点敷料，观察局部皮肤情况；术后 72 小时揭除覆盖敷料。④饮食护理：禁食 6 ～ 12 小时，无明显腹痛呕吐者，可遵医嘱进食半流质饮食。第二日晨，可进普食。肝癌患者饮食有节，避免饮食过量，宜食营养丰富、易于消化吸收的食物，以补养气血，促进健康。忌食生冷油腻，防止感寒受冷，以免寒湿积滞，损伤脾胃，凝滞气血。如见有湿热、郁热、阴伤、出血者，要忌食辛辣酒热，防止进一步积热伤阴动血。⑤观察病员解尿情况，必要时给予保留导尿。⑥中医护理技术：中药贴敷章门、期门、肝区等，活血化瘀止痛。红外线照射章门、期门穴，温经通络，消痞散积止痛。艾灸神阙、气海、关元等穴位，扶正祛邪，增强机体免疫力。

（4）术后并发症的观察及护理

1）出血：密切观察病情变化，注意有无腹腔内出血，若患者出现腹部肌肉紧张，腹胀、腹部隆起并有压痛及移动性浊音、腹式呼吸消失，提示腹腔内出血，应及时报告医生处理，并监测肝功能、出凝血时间、凝血酶原时间及活动度，给予止血药物。

2）局部疼痛：一般持续3～5天，主要表现为胀痛，其程度与肿瘤大小、位置深浅、治疗持续时间及患者的耐受程度等因素有关，护士应严密观察疼痛部位、范围、强度、持续时间及是否合并腹膜炎体征等，以防出血和其他并发症。遵医嘱按三阶梯止痛原则用药，也可用中药外敷止痛，如蟾乌巴布膏等。

3）发热：多因射频治疗后，癌肿凝固性坏死吸收引起。嘱患者适当增加饮水量，出汗后勤换内衣，体温过高及时给予物理降温和药物对症处理。

4）感染：观察患者有无体温升高，发冷发抖，全身及局部症状和体征及血常规、C反应蛋白等实验室检查。一旦出现感染相关症状，立即通知医生，并遵医嘱给予抗生素抗感染治疗。

5）肝功能异常：术后多有一过性肝功能障碍，甚至出现黄疸、腹水；观察患者意识改变，及时发现肝昏迷前驱症状；观察皮肤、巩膜黄染情况，定期复查肝功能和各项生化指标，根据医嘱保肝治疗。

6）肠穿孔、胆汁漏：如射频消融术后出现腹痛、腹胀、腹部压痛、反跳痛、腹肌紧张等腹膜炎症状时，应高度警惕肠道损伤和

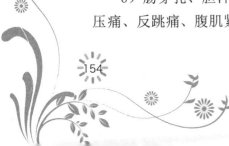

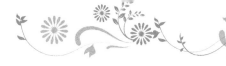

胆汁漏等并发症的发生。

7）表皮烫伤：应用新洁尔灭酊擦拭后纱布覆盖，加强皮肤观察及护理，注意有无感染现象。

（5）健康教育

1）定期复查。

2）注意休息，加强营养。多食营养丰富、富含维生素的食物，如新鲜蔬菜、水果等，以清淡、易消化为宜。中药汤剂，每日1剂，早晚分服，3个月为1个疗程。

3）起居有常，劳逸适度，注意保暖。调畅情志，抑郁愤怒，情志失调，易于损伤碍脾，加重病情。气火伤络，则引起呕血、便血等。因此，应保持情绪舒畅，有助于气血流畅，怡情养性，安心休养。

2. 肝脏肿瘤行动脉灌注栓塞的护理

（1）术前护理：①介入术前要做好碘过敏试验及备皮。经股动脉穿刺的备皮范围是脐下至大腿上1/3处，并注意穿刺部位有无皮肤病、皮损或感染；②术前训练在床上解大小便；③术前4小时禁食，可少量饮水，进手术室前排空膀胱，必要时给予静脉补液；④遵医嘱术前给予镇静、止吐药等；⑤按医嘱准备好术中所需药品。

（2）术后护理：①常规护理。患者返回病房后，嘱患者卧床休息12～24小时，穿刺侧肢体保持伸直位要求制动6～12小时，伤口处绷带加压包扎24小时。术后每半小时监测生命体征及足背动脉搏动，观察穿刺部位有无血肿，术侧肢体血供、皮温情况及颜色的变化。共2小时，次日晨再监测一次，每班观察患者穿刺部位情况及有无不适反应，并做好记录。如发生术侧足背动脉搏动减弱、消失，皮肤温度变冷，皮肤颜色苍白，或与健侧相比有明显异常时，应及时通知医生，给予相应处理。②饮食护理。介入术后4小时，若无恶心呕吐可进少量半流质，多饮水，次日可进食清淡、易消化的食物。并注意辨证施膳。

（3）临证（症）施护：常见反应及护理包括恶心、呕吐、发热、腹痛等。上述反应均为一过性，对症处理即可。

1）胃肠道反应：是抗肿瘤药物对胃肠黏膜的直接损害引起的，多出现于介入后48小时。为减轻患者的胃肠道反应，可适当使用止吐剂、隔姜艾灸、耳穴埋豆；呕吐严重时，可将患者头偏向一侧，以防呕吐物吸入气管而窒息。注意观察呕吐物的色、质、量，做好口腔护理，鼓励患者多进食清淡易消化食物，并注意补充水、电解质，防止发生水、电解质紊乱。

2）发热：多为肿瘤坏死吸收热，可至38～39℃，多为7～14日，也可持续1个月。可给予物理降温或药物降温。

3）疼痛：肝动脉栓塞后由于肝包膜张力增加，肝脏水肿等原因可引起轻度腹痛不适，一般在术后48小时症状会自然减轻或消失，可适当应用止痛药。若肝区剧烈疼痛，应考虑肿瘤组织坏死，肿块破裂等情况的发生，应及时通知医生给予相应处理。

4）呃逆：由于化疗药物刺激膈神经；术后饮食欠佳，胃肠功能紊乱；手术操作刺激膈神经或迷走神经分支等引起。呃逆症状轻者，多可自行缓解，不需处理；对于不能缓解者，嘱患者连续缓慢吞咽温开水，或按摩足三里、内关等穴位。

（4）并发症的观察及护理

1）局部出血及血肿：密切观察穿刺点有无渗血及术侧肢体血循环，防止压迫过紧阻碍血流，观察足背动脉搏动，下肢皮肤颜色及皮温。如有出现穿刺点渗血、血肿、足背动脉搏动微弱或消失、下肢皮温下降、皮色苍白或瘀血等情况，应及时通知医生进行处理。如形成血肿，除观察肢体功能外，还应观察局部肿块内有无动脉搏动，防止假性动脉瘤形成。

2）肝功能异常、急性肾功能衰竭：术后多有一过性肝功能损害，甚至出现黄疸、腹水、故应补充适量血浆或白蛋白，给予护肝药；观察患者意识改变，及时发现肝昏迷前驱症状；观察皮肤、巩膜黄

染情况，定期复查肝功能和各项生化指标。有些抗癌药物，如 DDP 及大量使用造影剂对肾脏有较强的毒性。术后鼓励患者多饮水，积极配合补液，以起到水化作用。

3）心律失常：在使用阿霉素等化疗药物时，可引起心律失常或出现充血性心力衰竭。表现为胸闷、发绀、脉搏减弱。因此，介入治疗后要严密观察脉率、心律、呼吸和血压的变化，出现异常时立即给氧吸入并通知医生。

4）压疮：术后平卧 12 小时，受压部位毛细血管微循环受阻，产生局部缺血，若持续时间较长易发生压疮。护理时按照压疮的预防措施实施照护。

5）动脉栓塞：操作时可能损伤血管内皮细胞，激活内源性凝血系统，引起动脉血栓形成栓塞，穿刺口包扎过紧，血液瘀滞，促进动脉血栓形成。密切观察下肢血运，经常触摸足背动脉，观察搏动情况；观察下肢皮肤的颜色、温度、感觉；经常询问患者有无下肢麻木、疼痛。

6）呼吸系统并发症：当肝癌伴有动静脉瘘时，碘化油乳剂可通过瘘口进入肺，引起油脂性肺炎。患者可伴有暂时的胸闷，但有较长时间的咳嗽，一般 1～2 个月后可自行吸收。当肝癌并发下腔静脉或肝静脉癌栓时，癌栓脱落进入肺动脉时可致肺梗死，患者多为由蹲位改变成站位时发生，表现为突发胸痛、呼吸急促、面色发绀、大汗淋漓，因来不及抢救，多数发病后即可死亡。

7）胆囊炎：发病率极高，临床表现为右上腹痛伴胆囊区压痛及反跳痛。按胆囊炎治疗，给予抗菌、抗炎、解痉、利胆治疗。

8）气胸：介入术后密切观察患者呼吸是否平稳，呼吸困难者应行胸部 X 线摄片以明确诊断，有少量气胸而呼吸较平稳者可待其自行恢复，肺压缩超过 30% 或呼吸困难明显者应立即穿刺抽吸，有张力性气胸者立即给予胸腔闭式引流。

9）骨髓抑制：多数为化疗药物对骨髓造血系统有抑制作用，主要表现为白细胞、血小板减少。易出现感染、出血等症状。遵医嘱给予药物口服或注射，密切观察体温及血象。

（5）情志护理

护士详细解释手术目的、过程、需配合的环节和注意事项、介入术后综合征及药物的不良反应等，解除心理压力。

（6）健康教育

1）患者应保持乐观情绪，建立积极的生活方式，有条件者可参加社会性抗癌组织活动，增添精神支持力量，以提高机体抗肿瘤功能。

2）保持生活规律，防止情绪剧烈波动和劳累，以减少肝糖原分解，减少乳酸和血氨的产生。

3）全面摄取营养素，增强抵抗力，戒烟、酒，减轻对肝脏的损害，注意饮食和饮水卫生。

4）定期随访肝肾功能、血常规、CT 等检查。

5）出院后按治疗方案坚持服药，按时来院行下一疗程的治疗，以巩固疗效。

3. 胰腺癌行高强度聚焦超声治疗的护理

（1）术前护理：①心理护理：向患者进行行术前宣教，讲解治疗原理、经过、需要配合的注意事项，以及可能发生的不良反应，消除患者的紧张恐惧心理。②备皮：范围乳头连线至脐水平，两侧至腋中线。如遇特殊体位按照医生要求进行备皮。③根据医嘱使用术前用药。④胰腺肿瘤的胃肠道准备：要求在治疗前一天晚上 8 点开始禁食，术前 1 天晚口服导泻药，保证至少排便 3 次。糖尿病患者监测血糖，避免夜间发生低血糖。

（2）术中护理：①卧位：根据肿瘤部位协助医生安置患者体位，将治疗部位浸泡于冷却水中（如局部有皮肤破损或者有引流管，可用透明敷料外贴保护，术后立即去除），用托带固定患者肢体，注意腋下、腹股沟等局部皮肤的保护。嘱患者不要随意变动体位。

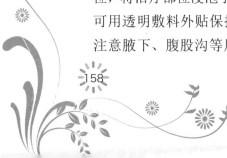

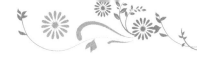

②准确按医嘱用药。术前给予镇静镇痛药物，术中维持一路静脉通路。③密切观察生命体征变化，每 15 分钟记录一次，至治疗结束。④重视患者主诉，密切观察患者病情变化。

（3）术后护理

1）卧位：术后指导患者卧床休息 12 ～ 24 小时，避免剧烈活动。

2）心电监护：术后常规监测生命体征 2 小时，每半小时记录 1 次，共 5 次；或遵医嘱，如有病情变化及时记录。

3）用药护理：胰腺癌患者术后返回病房常规给予禁食，遵医嘱使用抑制胰腺分泌药物，并给予静脉营养支持治疗，注意观察药物不良反应。糖尿病患者需监测血糖。术后第一天晨查血、尿淀粉酶。

4）病情观察和护理：①体温：部分患者可有发热，按照发热患者的处理原则处理；②疼痛：患者术后可能会出现治疗区疼痛，应评估疼痛的部位、性质、持续时间，遵医嘱使用止痛药；③观察腹部情况：有无腹痛等腹膜刺激征，以了解有无邻近脏器的损伤；④观察呼吸运动，有无胸闷、气促、呼吸困难、胸痛等症状和体征，以了解有无肺、胸廓等损伤；⑤观察大便性状：如有无便血，从而了解有无肠道损伤。

5）治疗区皮肤灼伤的观察及处理：①Ⅰ°灼伤表现为局部红肿，无水泡、无划痕，皮肤完整，不必特殊处理，保持其清洁和干燥；②Ⅱ°灼伤表现为有数条灼痕，伴有水泡，可请相关医师会诊，按会诊结果进行处理；③Ⅲ°灼伤表现为局部橘皮样、棕黑色或焦炭样，医生按外科原则处理。

6）饮食：胰腺癌患者治疗后禁食 12 ～ 24 小时，当患者腹部体征阴性、血尿淀粉酶正常、血糖正常，遵医嘱可先进少量流质，若无不适，逐步过渡到正常饮食。

4. 健康教育

（1）生活起居护理：起居有常，适应四时气候变化，劳逸适度。

（2）情志护理：保持精神乐观，调和情绪变化，避免七情过激。

（3）饮食护理：合理膳食，营养均衡。饮食要清淡易消化，低脂，补充蛋白质和多种维生素，多食新鲜水果蔬菜。忌食肥腻难消化和燥热刺激物，避免暴饮暴食，戒烟酒。

（4）疼痛护理：遵医嘱按三阶梯止痛原则给予止痛药，并且观察药物不良反应。也可用中药外敷止痛，如蟾乌巴布膏等，有条件者可尝试针灸止痛。

（5）腹水护理：患者可用皮硝外敷缓解腹胀。大量腹水患者建议取半卧位，缓解腹水对于胸腔的压迫症状，必要时遵医嘱置腹水引流管放水，根据指标补充蛋白，记录出入液量，监测电解质，观察皮肤情况。

（6）定期随访、复查。